知らずに飲んでる

最新「薬」常識88

池谷敏郎

祥伝社黄金文庫

はじめに

あなたは、

鼻炎の薬を飲んで、自動車を運転していませんか？（14参照）

風邪だからといって、安易に「葛根湯《かっこんとう》」を飲んでいませんか？（69参照）

淋病《りんびょう》ぐらい、抗生物質で簡単に治せると軽く考えていませんか？（16参照）

二〇〇九年の薬事法改正により、いまや薬局以外でも一般用医薬品（市販薬）を手軽に買うことができるようになりました。24時間営業のコンビニエンスストアの棚には、解熱鎮痛薬、総合感冒薬《そうごうかんぼうやく》、胃腸薬、そして葛根湯などさまざまな薬が並んでいます。

じつは、風邪や鼻炎などの、よくある病気に対して購入した市販薬の服用で、思わぬ大事故が引き起こされることがあります。薬の選択や使用法を誤れば、効果が出ないばかりか、逆に体調不良の原因にまでなってしまうこともあるのです。

たとえば、市販の鼻炎の薬や風邪薬には、「飲酒運転に匹敵する」ほどの、判断力低下を引き起こす副作用が、高頻度に認められます。また、もしあなたが受験生であれば、花粉症の薬の選びかたひとつで合否が決まってしまうかもしれません。

風邪の漢方薬として愛用される葛根湯ですが、飲むタイミングを逃してしまうと、ほとんど効果が出ません。それればかりか、葛根湯と相性が悪い体質の人も、けっして少なくないのです。葛根湯は、手軽に購入できますが、処方薬のみならず市販薬でも、とても「強い薬」です。相性が合えば、きわめて有効ですが、合わない人が飲めば、吐き気や嘔吐《おうと》などの胃腸症状から、重症の肝炎まで発症することにもなります。

現在、性感染症の淋病は、若者を中心に拡大の一途をたどっています。感染すれば、男性では痛みをともなった尿道炎の原因になります。女性では、将来不妊症の原因となり、大きな悩みの種となります。かつて、淋病は、抗生物質の内服で容易に治すことができました。しかし、現在は抗生物質に対する耐性菌が増加しており、簡単に治すことができなくなっています。

さらに、鎮痛剤の内服が胃炎の原因となることは知っている方も多いと思いますが、座薬ならだいじょうぶなのでしょうか？　では、湿布ならどうでしょうか？　湿布と言えば温湿布と冷湿布がありますが、どう使い分ければいいのでしょうか？

医者から処方されているさまざまな薬にも、知らないと危険な副作用が次々と報告されています。しかし、医者や薬剤師が、すべて同じように薬の新情報を把握して、あなたに伝えてくれるとは限りません。

いま、「自分の身は自分で守る」という考えかた（セルフメディケーション、**01**参照）が求められているのです。

本書は、知っていれば得をする最新の薬局事情をはじめ、新たに発見された薬の効能、副作用などをわかりやすく紹介しています。読者のみなさんは、是非この機会に、いままで知らずに使ってきた薬が本当に役立つものなのか、その使いかたが正しかったのかを考えていただきたいと思います。

本書が、あなたの健康的な日々の生活に、どうぞ役立ちますように。

二〇一二年二月

池谷《いけたに》　敏郎《としろう》

目次

2章 最新情報ベスト10

3章 飲みかた・保管方法

6章 胃痛・下痢・便秘

7章 頭痛・うつ病

8章 ケガ・外傷

9章 漢方薬

10章 ダイエット・サプリメント

11章 あのウワサは本当?

装　幀／盛川和洋
資料協力／佐々木重之
本文図版／DAX

内服薬

年　月　日

1章
あなたの知らない薬常識

1日　回　日分

錠剤	錠	朝	食前
		昼	
散剤	包		食後
		夜	
カプセル	個	就寝前	食間

01 薬剤師ではなくても、薬を販売できる?

答え○

深夜に急に薬が必要になった時、近くのコンビニエンスストアで薬が買えればたいへん便利です。ただ、そこには便利になっただけではなく、「自分の健康は自分で守りなさい!」という厚生労働省の強い意向が働いていることをご存知ですか?

この考えかたを、「セルフメディケーション」と言います。一般の方も健康や医療に関する情報や知識を高めて病気の予防に努め、OTC薬やスイッチOTC薬(とも に03参照)などを使って、軽度な体の不調は自分で手当てしなさい(それが膨大な医療費の削減につながる)というわけです。

しかし、市販薬と言っても、副作用が起こるリスクはゼロではありません。それにもかかわらず、薬剤師がいるとは思えない深夜のコンビニエンスストアで市販薬を買えるようになったのは、二〇〇九年の薬事法の改正にともない、「登録販売者制度」が導入されたためです。

薬の種類

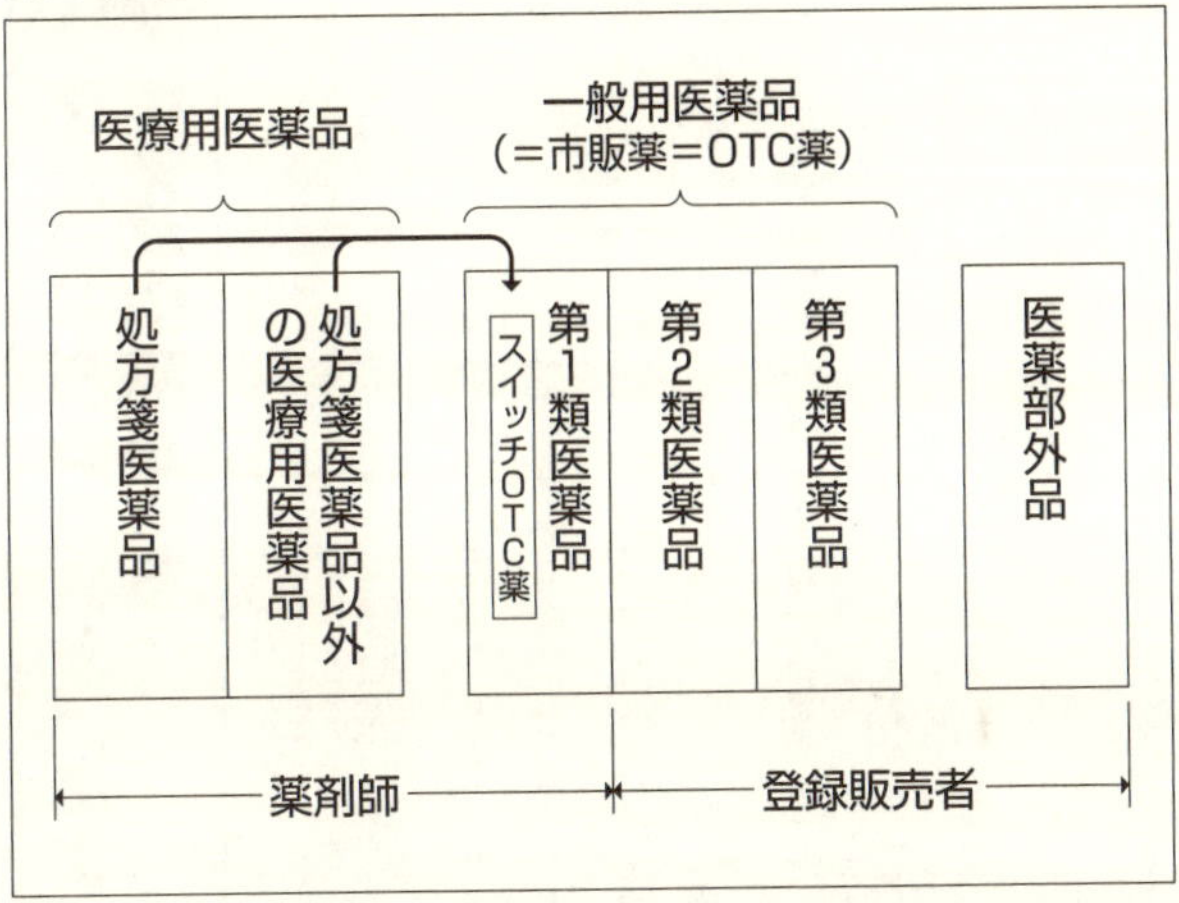

登録販売者とは、都道府県が実施する「登録販売者試験」に合格し、第2類、第3類医薬品（この制度の導入と同時に、一般用医薬品はリスクの程度に応じて三つに分類、**02**参照）を販売できる人たちのことです。

そして、この登録販売者制度により、従来は薬剤師の管理のもとに販売されていた一般用医薬品が、「店舗販売業」（同年の薬事法改正で新設）の許可を取ったスーパーやホームセンター、コンビニエンスストアなどでも販売できるようになったのです。

02 薬局やドラッグストアによって、買えない薬がある?

答え ○

一般用医薬品は、第1~3類の三つに分類されています。

これは、二〇〇九年の登録販売者制度の導入にともない、一般用医薬品をその成分、副作用、相互作用、使用法の難易度などから3グループに分け、リスクの高い順に第1類医薬品~第3類医薬品に分類したものです。

第1類は「一般用医薬品としての使用経験が少なく、一般用医薬品としての安全性評価が確立していない成分、または一般用医薬品としてとくにリスクが高いと考えられる成分」、第2類は「まれに日常生活に支障をきたす健康被害(入院相当以上)が生じるおそれのある成分」、第3類は「日常生活に支障をきたす程度ではないが、身体の変調・不調が起こるおそれがある成分」を含む一般用医薬品と定義されています。

各分類の代表的な薬は表のとおりですが、ここで重要なことは、第1類医薬品は薬剤師しか取り扱えず、販売の際は消費者の求めの如何《いかん》にかかわらず、その医薬品情報

分類ごとのおもな薬

	薬品名	主成分	おもな効能
第1類医薬品	ガスター10 イノセアバランス リアップ ニコレット(貼布薬)	ファモチジン トロキシピド ミノキシジル ニコチン	胃粘膜保護 総合胃腸薬 育毛 禁煙補助
第2類医薬品	新ルルAゴールド 正露丸 太田胃酸 バファリンA	アセトアミノフェン 木クレオソート 炭酸水素ナトリウム アセチルサリチル酸	総合感冒薬 下痢止め 総合胃腸薬 解熱、鎮痛
第3類医薬品	アリナミンA キヨーレオピン オイラックスソフト ムヒS	フルスルチアミン ニンニクエキス クロタミトン ジフェンヒドラミン	疲労回復 滋養強壮 かゆみ止め 虫刺され

(厚生労働省の資料より)

(使用方法、効果、相互作用、副作用など)を説明する「義務」があること。

第2~3類は登録販売者でも取り扱うことができ、医薬品情報の提供は、順に努力義務、不要(両者ともに消費者に求められれば説明義務が生じます)となっています。

したがって、あなたの欲しい薬が第1類の場合、薬剤師がいない薬局やドラッグストアで購入することはできません。

また、常勤の薬剤師がたまたま外出していたというような場合でも、買うことができないのでご注意ください。

03 医師の処方薬と市販薬は成分が違う?

答え ○

先日、患者さんに「スイッチOTC薬って、なんですか?」と質問されました。私は「OTCとはオーバー・ザ・カウンター。つまり、街の薬局やドラッグストアで、カウンター越しに購入する市販薬(一般用医薬品)。スイッチOTC薬とは、医師の処方する薬(医療用医薬品)で用いられた成分がスイッチ(転換)し、購入できるようになった市販薬です」と説明しました。

すると患者さんは、「つまり、市販薬でも先生からいただく薬と同じ強さ(効きめ)があるなら、むやみに飲むわけにはいきませんね」と続けます。

そこで、私は少し考えてしまいました。たしかに、市販薬と言ってもむやみに使っていいわけはありません。しかし、スイッチOTC薬が、処方薬と同等の効果を持っていないことは明白です。たしかに、スイッチOTC薬導入後は、効きめの強い市販薬も登場していますが、それでも処方薬と同等の効果があるとは言えません。

たとえば、胃潰瘍《いかいよう》治療に抜群の効果を示す「H_2ブロッカー」。

この成分は、胃酸の分泌をブロックするため、胃潰瘍や十二指腸潰瘍の手術の大半を不要にしたと言われるほどの実績を持っています。しかし、副作用のなかには重篤《じゅうとく》なものもあり、これまでに血液障害などによる死亡例も報告されています。

このため市販薬にスイッチされたH_2ブロッカーは、処方薬より成分量が抑えられています。たとえば、市販薬の「パンシロンＨ２ベスト」に含まれるH_2ブロッカーは、1錠50ミリグラム。対して処方薬のシメチジンには、同２００ミリグラムが含まれます。

このように、一般用医薬品は、医師の処方箋が必要なく誰でも買えて自由に飲めるという性格上、副作用のリスクを軽減するために、成分濃度を抑える必要があるのです。

スイッチＯＴＣ薬の多くは、第1類医薬品に指定されています。副作用の可能性は低いというものの、購入する際は薬剤師のアドバイスをよく聞いて、指示どおりに服用するようにしてください。

04 大病院ほど、新薬を処方できない事情がある？

答え ○

「大学病院で、新しい糖尿病の薬を出してもらえませんでした」

糖尿病の権威の大学教授が、テレビの健康番組で画期的な新薬を紹介してから、こう言って外来に来られる患者さんが増えました。じつは、大学病院や地域の基幹病院と言われる大きな病院ほど、新薬を処方しにくい事情があります。

これは、厚生労働省の告示により、病院での薬の処方日数が定められているためです。新薬以外の薬の処方日数は、二〇〇二年に原則廃止になりましたが、「新薬の上限は14日分」であり、薬価収載（新薬が薬価基準に収載され、健康保険が適用される）後1年間はこの制限にしばられます。

なぜ、新薬は14日分と処方上限が定められているのでしょうか？

それは、治験《ちけん》を通して安全性を確認した薬でも、「その効果や副作用を臨床現場で的確に判断したい」、そのためには医師が「2週間に一度は患者さんの状態を診察しなさい」という厚生労働省の意向があるからでしょう。

大学病院を受診する患者さんは、時間をかけて通院し、長時間待たされてようやく診察を受けるような方がほとんどです。処方箋をもらうためだけに、2週間に1回の通院を強《し》いては患者さんの負担が大き過ぎます。また、病院側も1日に診察を受ける患者さんが多くなり、専門的な診察に支障をきたすことも懸念されます。それで、大きな病院ほど、新薬を処方しづらいのです。

もちろんこの制限は、開業医やそのほかの中小病院にも適用されますが、これらの施設は患者さんの「かかりつけ医」であることも多く、1回の処方が上限14日分であっても、大病院ほどは大きな問題にはなりません。

とはいえ、臨床現場で働く医師として私も、患者さんの再診料などの医療費負担や通院にかかる費用、時間の負担などを考慮して、14日分しか出せない新薬の処方を断念することがあります。

新薬の効果を多くの患者さんに享受してもらうためには、処方上限を延長したり、リスクの高い薬について個々に処方制限を設けるなどの改正が必要だと思います。

05 抗菌薬の乱用で耐性菌が増加、院内感染が増えている？

答え ○

「T大学病院で院内感染」「N医科大学病院でも発生」など、院内感染に関するニュースが少なくありません。病院や医療機関は病気を治療する場なのに、そこで感染症にかかるなんて、とんでもないと思う方がほとんどでしょう。

病院には、さまざまな病気を持った多くの患者さんが訪れます。そのなかには、なんらかの病原体に感染した患者さんもいます。病院は院内感染を防ぐために、医師、看護師、職員の手洗い、消毒などを徹底したり、院内除菌などを行なったりしますが、それでも、院内感染を完全に防ぐことは難しいのが実情です。

院内感染の原因はさまざまですが、抗菌薬や消毒薬の多用により、薬剤耐性菌が増えているのが重大な要因のひとつと考えられます。

たとえば、「MRSA（メチシリン耐性黄色ブドウ球菌）」という言葉を聞いたことがありませんか？　これは、人間がふつうに持っている黄色ブドウ球菌の中で、メチシリンという抗生物質に対して耐性を持ってしまった細菌のことです。

　この細菌が手術後の患者さんや、免疫力の低下しているご高齢者などに感染すると、手術後の創部《そうぶ》の感染、骨髄炎《こつずいえん》、感染性心内膜炎《しんないまくえん》などを発症します。ほとんどの抗生物質が効かないため、適切な治療を受けないと、最悪の場合は死に至ります。

　このほかにも、薬剤耐性を持った細菌はたくさんあります。と言うより、「VRSA（バンコマイシン耐性黄色ブドウ球菌）」「VRE（バンコマイシン耐性腸球菌）」「MDRP（多剤耐性緑膿菌）」など、次から次に薬剤耐性菌が増えていると述べたほうが適切でしょう。

　これらから、院内感染を予防するためにも、薬剤耐性菌をこれ以上増やさないようにすることが大切です。そのためには、医師が抗生物質の処方に対してもっと慎重になる必要がありますが、それにも限界があるというのが、いまの医療現場の実情です。

　患者さんやお見舞いの方は、病院や病室に病原菌を持ち込まないように、手洗いやうがいなどを行ない、入口に設置された除菌剤を利用し、消毒してください。

06 「セデス」「バファリン」はもう飲めない？

答え ○

「セデス」「バファリン」。このふたつの解熱鎮痛薬、じつは、以前と同じ薬はもう飲めないことをご存知ですか？

たとえば、以前の処方薬「セデスG」はフェナセチンを主成分とする解熱鎮痛薬でした。たいへんよく効くと患者さんにも好評でしたが、長期的に使い続けると効果が出にくくなったり、薬を飲むと逆に頭痛が現われる「薬物乱用頭痛」（**51**参照）を招くケースもありました。

また、この薬を常用している患者さんのなかに、腎障害や膀胱《ぼうこう》がんを発症する方が目立ったことなどから、二〇〇一年にフェナセチンが供給停止。セデスGは姿を消し、いまは作られていません。

現在の市販薬「セデス」は、イブプロフェン、アセトアミノフェン、エテンザミドなどの、より安全性の高い成分が用いられています。

いっぽう、アスピリン（アセチルサリチル酸）を配合した「バファリン」は、すぐれた解熱鎮痛作用のほか、血液を固まりにくくする作用があることでも知られています。とくに、少量のアスピリンには、出血を止める血小板の働きを抑制する効果があり、アスピリンの含有量が少ない「小児用バファリン」が大人の心筋梗塞《しんきんこうそく》や脳梗塞予防薬として使われてきました。

ところが、アスピリンを使った子ども用の風邪薬を飲んだお子さんに、急性脳症（ライ症候群）が多発し、死亡者が続発するという薬害事件が発生。さらにアスピリンの服用により発作が生じる「アスピリンぜんそく」も問題視されました。このため、アスピリンを配合した小児用バファリンは一九九九年に姿を消したのです。

つまり、いまの小児用バファリンは、市販薬も含めて以前のものとはまったく異なる成分の薬品となっているのです。また、従来の解熱消炎鎮痛薬のバファリンは現在、医療用医薬品「バファリン配合錠Ａ３３０」として使われています。

このように昔から慣れ親しまれた薬品名は、現在の後継薬に引き継がれていますが、その主成分は、より安全性の高いものに変更されているのです。

07 「〇〇〇〇」は虫刺されの毒を中和する？

答え ✕

「〇〇〇〇塗って、また塗ってー」というCMソングがなつかしい「〇〇〇〇」。

あの独特な臭いのもとになっている成分は、アンモニアです。

アンモニアが虫刺されに効くという認識は、この印象深いCMにより広がったようです。濃度を適度に薄めた9・5〜10・5％のアンモニア水溶液は、「日本薬局方《にほんやっきょくほう》（厚生労働省が定めた国内における医薬品の規格基準書）」に収載された医薬品であり、虫刺され外用薬の成分とされています。

ところで、アンモニアが虫刺されに効く理由を「アルカリ性のアンモニアが、酸性である虫の毒を中和するから」と思っている人はいませんか？

虫の毒には、ヒスタミンやセロトニンなどの化学物質が含まれており、これらが皮膚に刺入《しにゅう》されると、痛みやかゆみなどの局所反応を引き起こします。アンモニアは、ごく一部のアリが武器として持つ蟻酸《ぎさん》に対しては中和が期待できますが、これらの化学物質を分解し、毒を中和することはできません。

〇〇〇の虫刺されに対する効能は、アンモニアの吸熱とメントールの気化による冷却でもたらされる清涼感と、それにともなうかゆみや痛みの軽減作用です。そして、かゆみが止まり掻《か》かなくなることで、傷口の化膿《かのう》も防ぐのです。

しかし、アンモニアは皮膚にやさしいとは言えません。アルカリ性成分は、皮膚に対して腐食性（溶かす作用）を持っており、同じ部位への多数使用や、敏感な傷口、粘膜《ねんまく》などへの塗布《とふ》には注意しましょう。

ちなみに、「虫刺されなんか、オシッコをかければ治る」と言ったり、聞いたりしたことはありませんか？

オシッコにはアンモニアが入っているから、ということなのでしょうが、じつは尿中にアンモニアはほとんど含まれていません。アンモニアは体内で分解されて、尿素となり、尿中に排泄《はいせつ》されるからです。

虫刺されには、オシッコをかけてはいけません。

08 どんな口内炎でも「○○○○BB」で治せる？

答え ×

「○○○○BB」と言えば口内炎治療薬、と誰もが思っているのではないでしょうか。これは、テレビCMの影響や、ビタミンB_2が欠乏すると「口内炎ができやすくなる」と健康雑誌などで、さかんに言われてきたためです。

ただ、現代の食生活を考えると、ビタミンB_2不足で口内炎を発症するケースは、多く見ても10～20％と推定されます。口内炎の多くは、小魚などの骨が口の中に刺さったり、頰《ほお》の内側の粘膜を誤って噛《か》むなどしてできた傷に、口の中の常在菌が繁殖して炎症が起こったものとされています。

したがって、どんな口内炎でも○○○○BBで治せるわけではありません。

「○○○○BBプラス（第3類医薬品）」のホームページでは、「肌あれ、にきび、口内炎、口角炎《こうかくえん》、口唇炎《こうしんえん》、かぶれ、ただれ、湿疹《しっしん》、皮膚炎、舌炎《ぜつえん》、赤鼻、目の充血、目のかゆみの改善」と効能をうたっています。

つまり、○○○○BBは「口内炎の治療薬」と言うより、「皮膚のトラブル全般を改善する内服薬」と言うべきなのでしょう。

口の中の傷が元でできた口内炎はふつう、炎症を起こす前に唾液《だえき》が細菌を洗い流すことが多いのですが、疲労やストレスにより唾液の量が減少すると発症しやすく、悪化すれば潰瘍化するケースも認められます。

治療は、おもにうがい薬と塗り薬が用いられます。口中の細菌を抑える殺菌成分が配合されたうがい薬で20秒ほど傷を洗うと、細菌を3分の1程度まで減らすことも可能です。ただし傷があれば、殺菌成分により正常細胞までもダメージを受けてしまうので、うがい薬よりも水でうがいをしたほうがよいでしょう。

塗り薬はステロイド系の成分で免疫反応《めんえきはんのう》を抑え、痛みをやわらげるタイプと、殺菌消炎成分を配合するタイプに大別できます。

さらに塗り薬と同じ成分の貼り薬やスプレーもありますが、いずれにしても痛みを抑える対処療法にすぎません。

09 ただれ、かぶれには「○○○○H軟膏《なんこう》」が効果的？

答え ✕

日本の家庭薬の定番とも言える「○○○○○H軟膏」。一昔《ひと》前までは、どのご家庭にも常備されていたのではありませんか？

そして、子どもたちがすり傷を作ったり、軽いやけどを負ったりすると、お母さんが○○○○○H軟膏をやさしく塗ってくれる。そんな光景が見られました。

ただ、私は医師になっても、○○○○○H軟膏がどのような薬なのかよく知りませんでした。皮膚科の医師ならいざ知らず、内科、循環器科が専門の私には、関心があまりなかった……これが本当のところです。

そこで、今回の原稿執筆に合わせて製造元のホームページを調べると、「家族の皮膚のトラブルに……殺菌効果に優れたクロルヘキシジングルコン酸塩配合の皮膚疾患外傷治療薬です」とありました。

つまり、○○○○○H軟膏は消毒薬だったのです！

効能は「にきび、はたけ、やけど（かるいもの）、ひび、しもやけ、水虫、たむし……」など、じつに12疾患にもおよびます。

ただ、「湿疹（ただれ、かぶれ）には使用しないでください」とも書かれています。要は、細菌感染には効果があるが、炎症を抑えることはできないということなのでしょう。

しかし、○○○○○H軟膏を皮膚疾患の万能薬と思い込み、あせもや湿疹にもせっせと塗り込み、悪化させてしまう人がいらっしゃるようです。○○○○○H軟膏に限らず、薬を安全に使うためには、その効果・効能をきちんと把握することが大切です。薬への盲信はたいへん危険です。

ちなみに、医師として言わせていただければ、軽いやけどやすり傷などは、○○○○○H軟膏を塗るよりも、流水で傷口を冷やし、洗い流したあと、ラップフィルムに市販のワセリンを塗り、かぶせておくほうが治りは早いと思います。

傷は、消毒せず、乾かさずに治すことがポイントなのです。

10 ジェネリック医薬品は、先発医薬品と同じ効果がある？

答え ×

ジェネリック医薬品の問題点は、前著『最新医学常識99』で取り上げました。その後、読者や患者さんから問い合わせが数多く寄せられたので、もう一度、ジェネリック医薬品について考えてみたいと思います。

ジェネリック医薬品は「後発医薬品」とも言われます。

後発医薬品とは、特許の切れた「先発医薬品（新薬）」と同じ成分を使い、他の製薬会社が製造した薬のことです。医師が処方箋に記載する際、薬の商品名ではなく、一般名（generic name）を用いるケースが多いため、ジェネリック医薬品と呼ばれています。

新薬開発には莫大《ばくだい》な資金と長い歳月が必要ですが、後発医薬品なら比較的短期間、低コストで製造できるうえ、簡単なテストを通過するだけで販売できます。

新薬に比べ価格が低く設定できるので、患者さんの医療費負担は軽減し、国家的医療費の削減にも貢献するとして、厚生労働省は二〇一二年度までに後発医薬品のシェアを30％まで引き上げたい（二〇一一年六月時点で24・3％。二〇一一年度「後発医薬品の使用状況調査」の速報結果）としています。

ただし、それも後発医薬品の薬効が、先発医薬品と同じでなければ意味がありません。思うような治療効果が上がらなければ、いくら薬代が安くなっても患者さんは逆に不利益を被《こうむ》ります。

厚生労働省は一般向けのホームページで、「後発医薬品は、先発医薬品と同じ有効成分で、同じ効能・効果をもつ医療用の医薬品」と紹介しています。

ただ、後発医薬品に対する私の実感は「成分が同じでも、コーティングの材料や製造過程に微妙な違いがあれば、体内での薬の溶けかたや代謝時間、効きめは違ってくるのではないか」「臨床現場では、後発医薬品の効果に疑義を持つ医師もいる」です。

「むやみに心配し過ぎる医師がいるため、後発医薬品の普及が妨げられている」との意見もあるようですが、これは本末転倒と言わざるを得ません。後発医薬品の臨床上の実際の効果、経過、予後、エビデンス（医学的根拠）などに疑問が残るからこそ、処方を躊躇《ちゅうちょ》する医師が多いのです。

後発医薬品の処方を希望される患者さんには、たんに薬代が安くなるということだけではなく、後発医薬品の特性を理解するために、主治医と十分に話し合うことをおすすめします。

内 服 薬

年　月　日

2章

最新情報ベスト10

1日　回　日分

錠剤	錠	朝	食前
散剤	包	昼 夜	食後
カプセル	個	就寝前	食間

11 朗報！ ハゲを治せる、前立腺肥大症の薬がある？ 答え○

薄毛やハゲに悩む日本の男性は多いのですが、欧米のハゲに対する考えかたは、かなり違うようです。

たとえば、映画『ダイ・ハード』などで知られるブルース・ウィリスさんや、フランスの俳優ジャン・レノさん。彼らはともに禿頭《とくとう》ですが、男性ホルモンをプンプン振りまく「もっともセクシーな俳優のひとり」と欧米女性には受け止められています。

男性ホルモンは、文字どおり〝男性を男性たらしめるホルモン〟です。その働きが強いと男性的な魅力を高めるいっぽう、薄毛になったり、ハゲたりすることがわかっています。ブルース・ウィリスさんやジャン・レノさんがハゲているのは、イメージだけではなく、実際に男性ホルモンの働きが強いからなのかもしれません。

男性ホルモンは、最近増加している「前立腺肥大症」の発症にも関与しています。

前立腺は、排尿や生殖にかかわる男性特有の臓器です。この臓器が加齢や男性ホルモンの影響で肥大すると、頻尿《ひんにょう》、尿漏れ、排尿困難、残尿感、尿閉《にょうへい》などの症状が現われます。

前立腺肥大症のおもな治療法は、根治を目指す手術療法と、薬で症状を緩和する薬物療法です。

薬物療法に使われる薬にはさまざまな種類がありますが、男性ホルモンの働きを抑制する「デュタステリド」という薬に、なんと〝育毛効果〟という、薄毛の方にはうれしい〝副作用〟が確認されています。

この薬は、男性ホルモン（テストステロン）がより活性の高いジヒドロテストステロンという物質へ変換することを防ぐことで、肥大した前立腺の縮小と排尿障害を改善します。男性ホルモンの働きを抑えれば、薄毛やハゲ治療に対する効果も同時に期待できるというわけです。

ただし、健康保険上の適応症は前立腺肥大症のみ。薄毛治療で健康保険は使えないのでご注意ください。

12 意外！　まつ毛が伸び、アイラインが濃くなる"魔法の目薬"がある？

答え ○

「まつ毛貧毛症《ひんもうしょう》」治療薬の「ラティース」という目薬が、二〇〇八年に世界ではじめてアメリカで承認されました。

まつ毛貧毛症とは文字どおり、まつ毛が貧弱で十分に発育しない症状ですが、この薬を塗るだけで、まつ毛が伸び、アイラインがくっきり濃い色になるということです。

ラティースは、緑内障などの眼圧下降を目的に開発された「ルミガン（成分はビマトプロスト）」とまったく同じ成分で、緑内障治療でルミガンの点眼を行なった患者さんのまつ毛が発育したことに着目、製品化されました。したがって、まつ毛の育毛をうたう育毛剤はほかにもありますが、この薬は唯一、医師の処方が必要な医療用医薬品に分類されます。

ルミガンとの違いは、まつ毛に薬を塗る刷毛《はけ》がついているだけなのに、価格は3倍も高くなります。それでも、まつ毛の薄毛に悩んでいる方にとっては、うれしい〝副作用〟というわけでしょう。

これは、血管拡張薬として開発された「ミノキシジル」に育毛効果が発見され、いまは「リアップ」という育毛剤になっているのと同じ流れです。

使いかたは簡単です。毎晩寝る前に1滴まつ毛に塗るだけで、ビマトプロストがまつ毛のヘアサイクルを延長し、長くし、太くしてくれます。さらに、メラニン色素を活性化させて、まつ毛の色を濃くすると考えられます。

効果がはっきり現われるまで、少なくとも2カ月以上、継続して塗布する必要があります。臨床試験（16週時点）では、78％の方に有為《ゆうい》な効果が認められるいっぽう、使用を中止すると、数週間から数カ月で徐々にもとのまつ毛に戻るということです。

ただし、日本ではまだ認可されていません。現在は美容外科の医師が、個人輸入で患者さんに処方しています。つまり、自費診療（健康保険適用外）ですから、治療を受けるためには、それなりの出費が必要となります。

13 疑問！「リレンザ」は「タミフル」に比べ安全？　答え ×

「タミフル」と「リレンザ」は、二〇〇一年に健康保険適用になったインフルエンザ治療薬。ともにインフルエンザウイルスの増殖に必要な「ノイラミニダーゼ」という酵素の働きを阻害し、症状の改善をはかる薬です。

前者は「リン酸オセルタミビル」のカプセル剤（経口薬《けいこうやく》）、後者は「ザナミビル水和物」の吸入剤という剤型《ざいけい》（錠剤、カプセル剤など薬の形のこと）の違いがあり、使い勝手のいいタミフルは登場以来、日本を中心に（全世界の消費量の約80％）、数千万人もの方に処方されてきました。

その結果、インフルエンザが流行する時季になると毎年のように、「備蓄が足りない」「生産が追いつかない」と大騒ぎになるのは記憶に新しいところです。

いっぽうで、タミフルには「副作用で脳症になる」「異常行動が起こる」などといったネガティブな研究・報告もあり、〝危険な薬〟というイメージもぬぐいきれていません。

ただ、実際のところ、厚生労働省の見解どおり、重篤な副作用はタミフルによるものか、インフルエンザウイルスそのものによるものか、はっきりとわかっていないのが現状です。

いっぽう、リレンザは使用頻度が少なく、追跡調査が十分に行なわれていないせいか、タミフルのような「異常行動」が報告されたケースは数例にとどまります。

タミフルは経口薬ですから、薬効は全身に作用します。リレンザは専用の吸入器で薬物を吸入し、気道の粘膜からウイルスが広がらないようにして感染を抑えます。

このため、「リレンザは局所的に使うので、脳への副作用は少ないのでは?」という考えかたもありますが、両薬剤の薬理作用《やくりさよう》（薬によって起こる生理的変化）が同じである以上、タミフルで生じる副作用がリレンザでも起こる可能性は否定できないと思います。

今後は、リレンザの処方が増えていくでしょう。注意深く推移を見守りたいと思います。

14 注意！ ある花粉症薬を飲んだあとは、車の運転をやめる？

答え ○

花粉症や、アレルギー性鼻炎の治療に使われる抗ヒスタミン薬。かゆみ止めなどにも含まれているので、誰でも使ったことがあるでしょう。

抗ヒスタミン薬は、「ヒスタミン」という化学物質の働きを抑える薬です。ヒスタミンは、脳内で日中の眠気を抑え、学習能力を高め、活動量を増やすなどの働きをします。いっぽう、鼻水やかゆみなどのアレルギー症状を引き起こします。

花粉症やアレルギー性疾患を引き起こすアレルゲン（原因物質）が体内に入ると体の免疫が過剰に反応し、ヒスタミンを放出することでアレルギー症状を引き起こします。ですから、アレルギー症状を抑えるためには抗ヒスタミン薬を使い、ヒスタミンの働きを抑制するのが一般的です。

ただ、抗ヒスタミン薬は、脳内のヒスタミンの働きも抑制し、その結果、強い眠気、倦怠感《けんたいかん》、作業能率・集中力・判断力の低下といった「インペアード・パフォーマ

抗ヒスタミン薬の自動車運転への影響

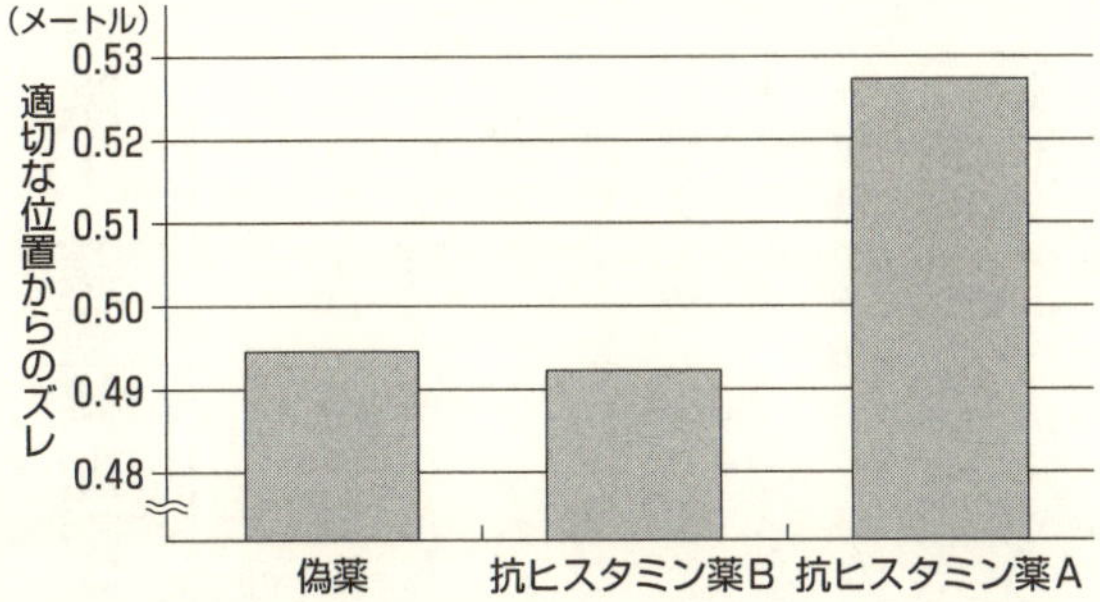

抗ヒスタミン薬を飲んだ時、自動車の運転操作にどれくらい影響を与えるかを調査 ※偽薬は、比較対照実験で利用される有効成分を含まないもの

(Weiler JM et al : Ann Intern Med.132 : 354,2000より)

ンス」に陥ります。

この状態で自動車の運転をするとどうなるかを調べたのが上のグラフ。

抗ヒスタミン薬の種類によっては、運転操作が不安定になり、薬の強い影響が出ていることがわかります。

現在、脳に移行しにくく、インペアード・パフォーマンスになりにくいとされる〝第2世代の抗ヒスタミン薬〟が開発され、臨床でも使われています。

第2世代ではない、通常の抗ヒスタミン薬が含まれる花粉症やアレルギー性鼻炎の薬を飲んだあとは、車の運転は絶対に控えましょう。

15 危険！ 禁煙補助剤で、意識を失うことがある？

答え ○

世の嫌煙志向は、ますます高まっています。知人には「もう、街中でタバコを吸う場所がほとんどない。喫煙するたびにタバコが吸える喫茶店に入るので、お金がかかってしかたがない」と嘆く人もいます。

タバコを吸わない私にすれば、「タバコで肩身の狭い思いをするくらいなら、禁煙すればいいのに」と思いますが、そうは簡単にいかないようです。

いま、ニコチンガムやニコチンパッチといった禁煙補助剤がドラッグストアなどで購入できます。ただ、「禁煙補助剤による禁煙成功率は10～20％台」と言われるように、あまり成果が上がっていないのが実状です。

しかし、画期的な成功実績を残している医薬用の禁煙補助剤があります。それは、二〇〇八年に使用可能となった「チャンピックス（バレニクリン酒石酸塩《しゅせきさんえん》）」。

この薬は、ニコチンガムやパッチなどと異なり、ニコチン成分を含まない経口薬で、脳に直接働きかけて「離脱症状」をやわらげ、喫煙者にはおいしいはずのタバコを「まずい」と思わせる効果もあります。健康保険も適用され、その禁煙成功率は驚《きょう》愕《がく》の44％！

ところが二〇一一年十月、厚生労働省から「服用中に意識レベルの低下、意識消失等の意識障害を起こした症例や、その結果として自動車事故に至った症例が報告された」「二〇一一年四月二十一日までに受け付けた意識障害に関する国内副作用報告は16例であり、そのうち3例が自動車運転時に意識障害を発現した症例であった」と発表されました（「医薬品・医療機器等安全性情報」）。

この薬の国内累積使用者数は約85万人（二〇〇八年五月～二〇一一年六月、製造販売業者の推定）とされています。禁煙治療中に意識を失い、自動車事故を起こしては元も子もありません。

この副作用の発表以降、禁煙治療のためチャンピックスを内服する3カ月間は車の運転をしないように指導することにしています。

タバコはやめたほうがいい、これは明確です。禁煙しましょう。

16 警告！ 最近の淋病《りんびょう》は、内服薬（抗生物質）では治せない？

答え ○

「いやー、若い頃は淋病（淋病感染症）などしょっちゅう。でも、抗生物質で簡単に治ったからね」

ご高齢の患者さんのなかには、こんな性感染症にまつわる〝武勇伝〟を語る人がいらっしゃいます。一九五七年に施行された「売春防止法」以前の風俗環境もあってか、淋病を経験したご高齢者は少なくありません。

ただ淋病は現在、若い人を中心に増えており、1回の性行為で感染する可能性は、30%とも80%とも言われています（差が大きいのは、抵抗力や接触相手が持つ淋菌の量に左右されるため）。

淋菌に感染すると、男性は尿道炎を発症し、排尿時の痛みや黄色いドロドロとした膿《うみ》を認めます。女性は最初に子宮頸管炎《しきゅうけいかんえん》にかかるのですが、この時点で治療を受けないと淋菌は体の奥へ進み、やがて、卵管炎《らんかんえん》を起こして不妊症の原因になるケースも少なくありません。

治療は従来、抗菌薬（化学的に製造された合成抗菌薬と微生物由来の抗生物質）の注射および内服薬の服用が中心でした。

ただ、最近は「淋菌の薬剤耐性化と起炎菌（感染症の原因菌）の多様化が進んだためにペニシリン系の抗生物質は使えず、テトラサイクリン、ニューキノロン系の耐性菌も80％を超えている。さらに、第3世代のセフェム系薬も耐性菌が30～50％にも達し、いまや経口薬で治る淋病はほとんどない」と指摘されています。

二〇〇八年に改訂された日本性感染症学会のガイドラインでは、「淋病は注射薬で治療を行なう」とされ、保険適用で確実な効果がある薬として「セフトリアキソン」「セフォジジム」「スペクチノマイシン」の3剤を推奨しています。これらは、すべて注射薬。つまり最近の淋病は、抗生物質の内服薬では、もはや治すことができないということなのです。

17 衝撃！　骨粗鬆症《こつそしょうしょう》の薬で、顎《あご》の骨が腐《くさ》る？　答え○

「骨をじょうぶにする薬が、顎の骨を腐らせる！」

こんな話を、あなたは信じられますか？　でも、事実です。

これを「ビスホスホネート系薬剤関連顎骨壊死《がっこつえし》」と言い、ビスホスホネート系の薬の注射や内服薬を長期的に用いることで発症する、骨代謝異常《こったいしゃいじょう》に起因する医原性疾患（医療行為で生じる病気）と考えられます。

通常は、歯科治療の合併症として発症することが多く、抜歯、口腔《こうくう》外科手術、歯周病手術後の傷が正常に治癒《ちゆ》しないことなどにより発生、重症化します。

現在、有効な予防法はありません。また一度発症すれば症状が進行し、根治はきわめて困難と言われています。

ビスホスホネート系薬剤の静脈注射を行なっている患者さんに、骨壊死のリスクがはじめて確認されたのは二〇〇三年。その後、日本口腔外科学会が二〇〇六年に行なった全国調査で30例（のちに2例を除去し28例）、二〇〇七年の発売元製薬会社の調査で約100例、日本口腔外科学会の二〇〇八年六月の調査では580例にビスホスホネート系薬剤関連顎骨壊死が確認され、わずかな期間に患者さんが急増していることが示されました。

ビスホスホネート系薬剤関連顎骨壊死は、もともと口腔外科などで問題視されていましたが、骨粗鬆症治療にも「ボナロン」「フォサマック」「ダイドロネル」「アクトネル」などのビスホスホネート系の内服薬を使用しています。また、がんや悪性腫瘍《あくせいしゅよう》による高カルシウム血症の治療や、骨転移、骨髄腫《こつずいしゅ》の治療などでも有効性が認められています。

このため、ビスホスホネート系薬剤関連顎骨壊死は、いまや歯科・口腔外科にとどまらず、全科的な問題ととらえられるようになりました。

もし、あなたがビスホスホネート系の薬を飲んでいるなら、歯科治療の際は、必ず医師に相談してください。

18 実証！　ソフトコンタクトレンズの汚れは、消毒液で取れない？

答え　○

「ソフトコンタクトレンズの手入れが悪く、失明者が増えている！」

あなたはこの話を信じられますか？　日本では現在、約1000万人の方がソフトコンタクトレンズを使用していると言われています。

厚生労働省は二〇一〇年二月、コンタクトレンズ使用者に向けて、次のように注意を喚起《かんき》しました。

「ソフトコンタクトレンズ用消毒剤は、ポビドンヨードタイプ、過酸化水素タイプ、MPSタイプ（洗浄・すすぎ・消毒・保存をひとつの液で行なえるタイプ）の3種類に大別されるが、いずれの消毒剤もレンズを浸《ひた》すだけでは角膜《かくまく》感染症の原因のひとつのアカントアメーバを完全には消毒できない。消毒剤が効果を発揮するためには、正しい方法でレンズのこすり洗いを行なうことが重要」

アカントアメーバとは、50分の1ミリ程度の単細胞生物の一種。淡水や土壌中に広く生息しているのですが、病原性が非常に弱いため、正常な角膜に感染することはほとんどありません。ただ、角膜に少しでも傷があると、レンズに付着していたアカントアメーバが侵入し、「アカントアメーバ角膜感染症」を発症します。

この病気は充血、視力障害、強い眼痛などの症状を示し、失明に至るおそれもある難治性の角膜疾患です。

厚生労働省はこの疾患を防ぐため、①レンズの着脱前に、石けんで手指をしっかり洗浄する②レンズのこすり洗いを指でしっかり行なう（片面20～30回程度ずつ）③レンズケースは清潔に保つ（ケースは毎日洗浄して十分に乾燥させる）。また、新しいレンズケースに定期的に交換する④レンズの洗浄や保存時には、必ず新しい液を使用し、水道水や井戸水は使用しない――とソフトコンタクトレンズの適切な管理を訴えています。

もし、あなたもソフトコンタクトレンズをご使用なら、アカントアメーバの侵入を防ぐため、レンズの管理には十分にご注意ください。

19 最新！ 口唇《こうしん》ヘルペスに効く新薬が市販された？

答え ○

「先生、これは食べ過ぎでしょうか？ 最近、何度もできるのですが……」と、ある患者さんが、唇《くちびる》の端を指しました。診察すると口唇ヘルペスです。口唇ヘルペスは、ヘルペスウイルスの感染が原因で、唇や口のまわりに小さな水ぶくれができる病気です。

30歳前後の日本人は約半数、ご高齢者のほとんどはこのウイルスに感染しているとされ、風邪を引いて発熱したり、強いストレスにより免疫力が低下したりすると、幅広い年齢層で発症します。

人は免疫能を備えているので、通常の細菌やウイルスは排除されます。ただ、ヘルペスウイルスはふだん、神経細胞のなかに潜んでいるため、ウイルスの活動を免疫は完全に抑え込むことができません。このため一度ヘルペスウイルスに感染すると、何度も再発するのが特徴です。

口唇ヘルペスの治療には、「塩酸バラシクロビル」「アシクロビル」などの抗ウイルス成分が有効です。ただ、これらの成分を含む薬は医師の処方を必要とするため、従来は病院で治療を受けるしか効果的な対処法はありませんでした。

ところが、二〇〇七年にこれらの成分がスイッチＯＴＣ薬となり、一般用医薬品となりました。それまでは口唇ヘルペスに有効な市販薬がなかっただけに、再発を繰り返すような患者さんには画期的な出来事だったと思われます。

現在市販されている「アクチビア軟膏」「ヘルペシア軟膏」には、医療用と同じ5％のアシクロビルが配合されているので、処方薬と同様の効果が期待できます。

このように、スイッチＯＴＣ薬の進展により、医療用の成分を配合する市販薬は増加の一途をたどっています。口唇ヘルペスの市販薬はいまのところ、塗布薬《とふやく》だけですが、内服薬（病院で重症の場合に処方されます）もスイッチＯＴＣ薬になるかもしれません。

20 待望！ 認知症の暴力行為に効果がある新薬ができた？

答え ○

現在の患者数208万人、二〇三五年には400万人にも増加すると予想されているアルツハイマー型認知症。

日本では、これまで一九九九年に発売されたアリセプト（ガランタミン）という薬しか使えませんでした。その治療効果も限定的なものでしたが、二〇一一年、「メマリー（メマンチン）」と「レミニール（ガランタミン）」という画期的な新薬が12年ぶりに登場しました。

メマリーはドイツで開発され、すでに70カ国でアルツハイマー型認知症の標準治療薬として導入されています。中等度および高度なアルツハイマー型認知症の進行抑制効果や、認知症状の改善効果が期待される、世界で唯一の薬です。

脳内には、グルタミン酸という神経伝達物質があり、この物質が記憶や学習を可能にしています。ところが、アルツハイマー型認知症になると、グルタミン酸が過剰になり、神経細胞がダメージを受けて、記憶や学習に障害が生じるのです。

メマリーはグルタミン酸の働きを抑えることにより、神経細胞を障害から守り、アルツハイマー型認知症の症状を改善するというわけです。

アルツハイマー型認知症は、中核症状（認知機能障害、見当識《けんとうしき》障害）や行動心理症状（幻覚、不潔行為、不穏《ふおん》暴力、徘徊《はいかい》）が現われるため、患者さんご本人だけではなく周囲の家族にもつらい病気です。

メマリーには、患者さんの不潔行為や暴力行為の改善効果もあるとされるので、ご家族をはじめ、介護をする方々の負担が軽くなると期待されています。

アルツハイマー型認知症の根本的な治療薬は、残念ながら、まだ開発されていません。メマリーも、あくまでも進行を抑える薬だと理解しておくべきです。

しかし、難治性の認知症に対しても新薬の研究が急速に進んでおり、今後の新薬開発に期待しましょう。

内 服 薬

年 月 日

3章

飲みかた・保管方法

1日 回 日分

錠剤	錠	朝	食前
		昼	
散剤	包	夜	食後
カプセル	個	就寝前	食間

21 薬はお茶で飲んではいけない？

答え ✕

かつて、「薬はお茶で飲んではいけない」という〝常識〟がありました。

これは、貧血治療などに用いる「鉄剤《てつざい》」が、お茶に含まれるタンニンという物質によって吸収を妨げられると考えられてきたからです。そのため「鉄剤を飲む時はお茶で飲まない」が「薬を飲む時はお茶で飲まない」と変化して、広がったのではないかと思われます。

現在、成人男性に必要な鉄分が1日1ミリグラムに対し、鉄剤には100ミリグラムもの鉄が含まれています。タンニンが多少吸収をブロックしても、鉄は十分に体内に吸収されることが確認されています。

つまり、薬はお茶で飲んでもいいのです。とくに飲み合わせや食べ合わせを禁止されている一部の薬以外は、水で飲んでもジュースで飲んでも薬の効果に差が生じるわけではありません。

極論すれば、市販の風邪薬や鎮痛薬などは、お茶、牛乳、ジュースなど好みの飲みもので服用してかまいません。ただし、濃いお茶を多量に飲むと、含有されるカフェインが薬の成分とともに動悸《どうき》、しびれ、不眠などの症状を起こすことがありますので注意してください。

また、病院でもらう降圧薬（血圧降下剤）の「カルシウム拮抗薬」を、グレープフルーツジュースで飲むと思わぬ相互作用が現われることがあります。グレープフルーツには、フラノクマリンという物質が含まれており、この物質が薬の代謝《たいしゃ》を妨げる（薬を長く体内に留《とど》める）ため、必要以上に血圧を下げてしまうおそれが出てくるのです。

このほかの「薬の飲み合わせ」は、巻末に付録としてまとめておきましたので、ご覧ください。

いずれにせよ、いくつかの相互作用を考えると、そのような作用がない水か白湯《さゆ》で飲んだほうがいいでしょう。おすすめは飲み頃温度の白湯。白湯は、胃を温め血液循環を促進し、薬の吸収を早めます。

22 飲酒の前後に薬を飲んではいけない？

答え ○

「お酒を飲めば血液循環がうながされるので、薬がよく効くと思うんですけど」

アルコール好きの患者さんのなかには、このような思い違いをしている方が少なくありません。ただ、それは都合のよい自己解釈。薬とアルコールを一緒に飲めば、場合によっては、命にかかわることもあるので注意してください。

アルコールと薬の相互作用は、大きく分けて三つあります。

①アルコールと薬の作用が重なり、薬の効果・副作用が増強されるケース。

②アルコールが薬の代謝速度を変えて、薬の効果に影響を与えるケース。

③薬が逆にアルコールの代謝に影響をおよぼすケース。

たとえば、降圧薬とお酒を一緒に飲むと、薬とアルコールによる血管拡張作用が相乗し、血圧降下作用が増強されます。すると、立ちくらみや、起立性《きりつせい》低血圧などが起こる可能性が高くなります。

また、一部の精神安定剤や抗うつ薬、それに糖尿病の治療に使われるインスリン、経口血糖降下薬などをアルコールと同時に服用するのも危険です。前者ではアルコールによる中枢神経抑制作用と薬の相互作用により、呼吸抑制や循環不全が起こり、時には死亡することも。後者では血糖降下作用が増強されて、意識が消失（低血糖昏《ていけつとうこん》睡《すい》）することもあるのです。

いっぽう、アルコールにより薬の吸収が阻害される代表的な薬に、脳梗塞、心筋梗塞治療に用いられる抗凝固薬《こうぎょうこやく》の「ワーファリン」があります。吸収が阻害されれば薬が体内で働かず、いくら薬を飲んでも治療効果が出にくくなるばかりか、さまざまな副作用が出現する可能性があります。

また、お酒による吐き気や二日酔いを防ぐ目的で制酸剤のH_2ブロッカー「ガスター10」を飲む人がいますが、逆にアルコール分解酵素の働きが阻害されて血中アルコール濃度が上昇してしまいます。

ここに示した薬とアルコールの相互作用は、ほんの一例です。お酒と薬を一緒に飲むのは〝百害あって一利なし〟。絶対にやめてください。

23 分けて飲むより、まとめて飲むほうが効く薬がある？

答え ○

内服薬は通常、1日に必要な分量を2～3回に分けて飲まれています。

しかし、肺炎の治療などに用いられる「クラビット」というニューキノロン系の抗菌薬は、「1日量を2～3回に分けて飲むより、1回にまとめて飲んだほうが、より効果が高い」ことが最近の研究でわかってきました。日本呼吸器学会の「成人市中肺炎診療ガイドライン」でも、1日1回が推奨されています。

この背景には、「MRSA（メチシリン耐性黄色ブドウ球菌）」などの抗菌薬に耐性を持つ細菌が出現してきたため、耐性菌が生まれないような抗菌薬の使いかたが求められていることがあります。

抗菌薬には、「時間依存性殺菌作用（細菌と抗菌薬の接触している時間が長いほど殺菌作用が強くなる）」を示すタイプと「濃度依存性殺菌作用（細菌に接触している抗菌薬の濃度が高いほど殺菌作用が強くなる）」を示すタイプのふたつがあり、ニュ

まとめて飲んだほうがよい薬

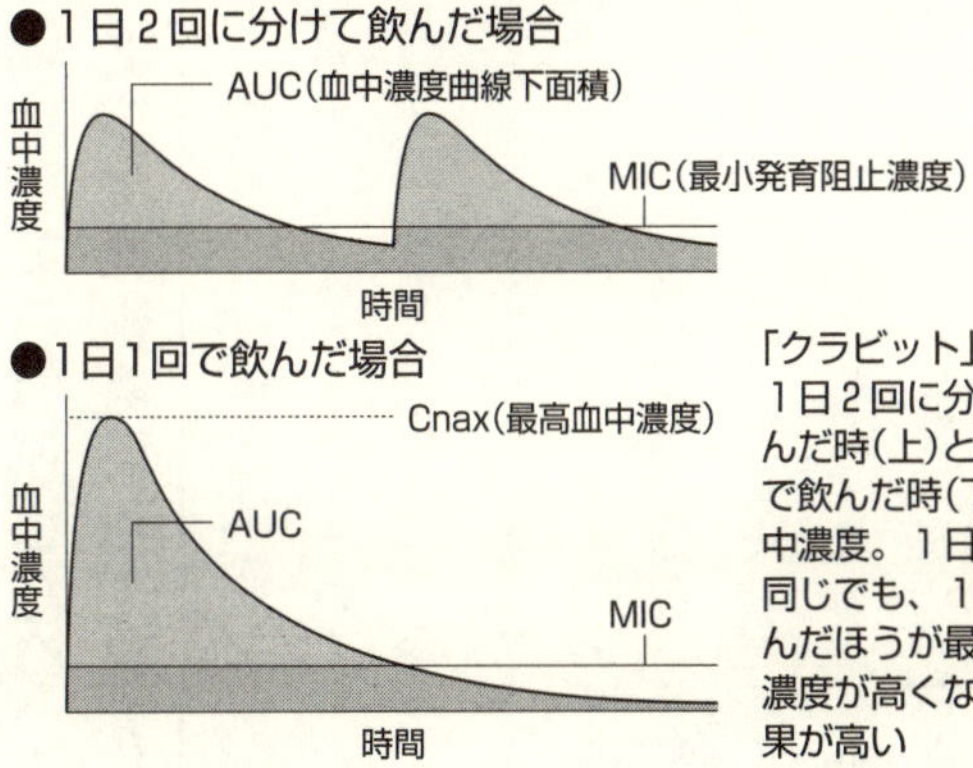

「クラビット」4錠を1日2回に分けて飲んだ時(上)と、1回で飲んだ時(下)の血中濃度。1日の量は同じでも、1回で飲んだほうが最高血中濃度が高くなり、効果が高い

(山口県薬剤師会「薬の相談室」より)

ーキノロン系抗菌薬は後者に属しています。

つまり、クラビットを用いる時は、薬の濃度を一定の時間保つより、短時間でも高い濃度の薬を細菌にぶつけたほうが、より治療効果が上がり、耐性菌ができにくいということです。

クラビットは通常、1回1〜2錠（100〜200ミリグラム）・1日2〜3回の服用と指示されますが、今後は1回500ミリグラム・1日1回という飲みかたを指示する医師が増加していくのではないかと考えられています。

24 錠剤をすりつぶしたり、カプセル剤を開けて飲んでもよい？

答え ×

「最近、錠剤やカプセル剤を飲むのが苦手になりました。すりつぶしたり、カプセルから薬を出して飲んでもかまいませんか？」

先日、80歳を過ぎた患者さんから、このような質問を受けました。

ご高齢になると若い頃はなんでもなかったことが、少しずつできなくなるのでしょう。でも、薬まで飲みづらくなるのなら、年齢に応じて、飲みやすい剤型に変えなくてはいけないと改めて思い知らされたしだいです。

錠剤やカプセル剤は、胃を通過して腸で吸収されるように特殊な被膜《ひまく》をコーティングしたものや、体内の必要な部位に届いてからはじめて薬効が出るように設計されたものがほとんどです（薬の臭いや味をカバーするためにカプセル容器に入れる場合もあります）。

つまり錠剤であれ、カプセル剤であれ、すりつぶしたり、噛んだり、カプセル容器から中身を取り出して服用すると、薬本来の効果を発揮できないばかりか、急速に胃や腸から吸収されやすく、思わぬ副作用に襲われる可能性があります。

とくに、最近増加している「徐放性薬剤《じょほうせいやくざい》（31参照）」は、薬の成分が12～24時間かけてゆっくりと溶け出すように作られています。徐放性薬剤1錠・1カプセルの中には、半日～1日も効果が持続する薬の成分が含まれています。

したがって、徐放性薬剤を飲む場合は絶対に口の中で噛んだり、カプセルを開いて中身だけを飲んだりしてはいけません。半日～1日分の薬が一度に溶け出し、深刻な副作用が現われる危険性があります。例外もありますが、医師や薬剤師の指示どおりの用法・用量を必ず守っていただきたいと思います。

もし、「いまの薬は飲みづらくてしかたがない」という方がいれば、主治医や薬剤師に遠慮なく相談し、同じ成分、同じ薬効で剤型の異なる薬を探してもらうといいでしょう。

25 錠剤、カプセル剤より液剤のほうが効く？

答え ×

薬は同じ成分を含んでいても注射薬、内服薬、貼り薬では、体内での吸収、分布、代謝、排泄などの違いにより、効きめに大きな差が出てきます。

内服薬は通常、胃や腸などの消化管から血管に入り（吸収）、血液に乗って患部に到達（分布）します（28参照）。このように、薬効を発揮するためにいくつかのプロセスを通過しなければならない内服薬に対して、注射薬は静脈注射、皮下注射、筋肉注射により、直接、あるいは皮下や筋肉を通して血管に入り、全身の組織へと運ばれます。

そして、薬の成分が吸収過程で減弱されることもなく、患部にすばやく到達することにより、早くて強い作用が期待できるのです。ただ、その半面、強い副作用も考慮しなければなりません。

このため、製薬会社は、ある病気に対し有効な物質を見つけると、なるべく内服薬で、1日に飲む回数の少ない薬を開発しようと努力します。

その結果、いまの内服薬には、散剤（粉薬）、顆粒《かりゅう》、カプセル剤、錠剤、液剤などさまざまな剤型が存在し、吸収のされかたもそれぞれ異なります。

「剤型が違えば、効きめも違う」と思う方が多いのですが、結論から言えば、あまり考える必要はありません。同じ成分の内服薬でも、賦形剤《ふけいざい》（薬を成型するための材料）などの違いにより、効果の差はたしかに出てきます。

内服薬の剤型は、たとえば胃壁の粘膜に直接作用させたい場合は粉薬、腸で働かせたい場合はカプセル剤、あるいは異なる成分を徐々に働かせたい場合は三層構造の錠剤などに成型されます。

つまり、薬を体のどの部位で、どのように働かせ、効果をどれくらい持続させるかなどを考慮して剤型はデザインされているわけですから、薬の強さだけに目を向けても意味がありません。これは、処方薬、市販薬どちらも同じです。

したがって、内服薬は剤型による薬の効きめより、症状を緩和するためにもっとも適した剤型と用法・用量を守るほうが、より効果的な薬の作用を期待できるのです。

26 消費期限を過ぎた薬を飲んでもよい？

答え ×

これは、絶対におすすめできません。

消費期限切れであれば、薬を買い求めてから3年以上経っていると思われます。薬の保管状態や開封の有無にもよりますが、薬の成分が変質・劣化している可能性もあるので、破棄することをおすすめします。

とくに処方薬は、長期保存を想定していません。

処方薬は、病気の症状や患者さんの状態に合わせて、もっとも効果的な成分量を、患者さんがすぐに飲むことを前提に処方されます。病院の薬袋に使用期限が記載されていないのもこのためです。

最近は、新薬を除いた薬の長期処方が可能になったことから、「飲み忘れた薬が余っています。今日はいりません」と言う患者さんも少なからずいらっしゃいます。

飲み忘れた薬が最近のものなら、それほど問題はありません。しかし医師は、患者さんの状態を診《み》て、薬の量を調整しており、前回の診察時の薬をそのまま処方するとは限りません。ここは、主治医とよく相談していただきたいと思います。

薬は処方薬、市販薬にかかわらず、厚生労働省の「製造（輸入）承認」を受けています。この承認を受けるためには、さまざまな項目の試験が課せられます。

そのなかに「製剤の安定性」という項目があり、実際に販売しようとする薬剤を、一定の条件のもとで一定期間放置し、薬効成分や賦形剤の変質の有無、外見（色等）の変化などが厳しくチェックされます。

この試験は、長期的には3年かけて行なわれます。薬の使用期限は、この試験を経て定められるので、期限切れの薬は試験結果の範疇《はんちゆう》外。何が起きても不思議ではありません。

薬は飲みかたにより、〝毒〟にもなります。使用期限切れの薬を飲んで、体をこわすようであれば本末転倒です。薬に関して「もったいない」という言葉は当てはまりません。余ったもの、使用期限が切れたものはどんどん捨ててください。

27 市販薬なら、規定服薬量をオーバーしてもよい？

答え ✕

「先生、うちの主人は薬が効かないと言っては、用量の倍以上飲んでいます。市販薬ならだいじょうぶでしょうか？」

50代の患者さんから、このような質問を受けました。詳しく聞くとご主人は、「胃が少し痛む」と言っては胃腸薬を、「頭が痛い」と言っては鎮痛薬を大量に飲むクセがあるというのです。

たしかに、市販薬は処方薬に比べて作用は弱いですが、「効かないから」と薬の量を増やすととても危険です。

たとえば、鎮痛剤を飲み過ぎれば、やがて「薬物乱用頭痛（51参照）」を招くおそれが出てきます。また、胃腸薬を乱用すれば、将来的に肝臓障害などを起こす可能性も捨てきれません。

そもそも、薬の用量や服用回数は微妙なものです。動物実験や臨床試験を繰り返して、効きめを最大限に引き出し、副作用を最小限に抑える用量を決定します。したがって、用量以上の薬を飲んでも、ある一定量を超えれば効きめは変わらず、副作用の危険性だけが高くなる状況が生じます。

「薬の効きめは、その時々の体調でも変わります。もし、いつも薬が効かないのなら、ご主人はすでにこの状況に陥っているかもしれません。市販薬に頼らず、胃腸科や神経内科を早めに受診したほうがいいですよ」とアドバイスをすると、奥さんは心配そうに帰られました。

市販薬は、誰でも安心して買えるように成分量を減らし、安全を重視して調合されています。しかし、それが逆に薬物乱用にもつながる可能性も高めています。最近はスイッチOTC薬が増加、市販薬ならいくら飲んでもだいじょうぶなどと考えていると、取り返しのつかない事態を招くおそれもあるのです。

やはり、市販薬と言っても指示どおりに服用することが大切。指示どおりに数日間服用しても効きめが現われない場合は、医師や薬剤師に相談するといいでしょう。

28 子どもの服薬量は、年齢より体重で決める？

答え ×

「先生、うちの子は9歳なのに体重が50キログラムもあるんです。大人と同じ量の薬を飲ませてもかまいませんか？」

　あるお母さんにたずねられました。服薬量は年齢より体重で決めるべきではないか、と言うのです。これは一見、正しいように思えます。でも、9歳のお子さんに、大人の用量を飲ませるべきではありません。薬は図のような経路で作用します。

　口から入った内服薬は食道を通り、胃で溶《と》けます。そして小腸へ送られ、吸収（Absorption）された大部分が、血液により心臓から全身に分布（Distribution）されます。そして肝臓で代謝（Metabolism）され、腎臓を経て尿から排泄（Excretion）されます。この流れを英語の頭文字を取って「ＡＤＭＥ（アドメ）」と呼びます。

　たとえ体重が50キログラムでも、9歳のお子さんが大人と同等の薬物代謝能力を持っているわけではありません。もし、薬がいつまでも代謝されずに体内に留まれば、

薬が作用するしくみ

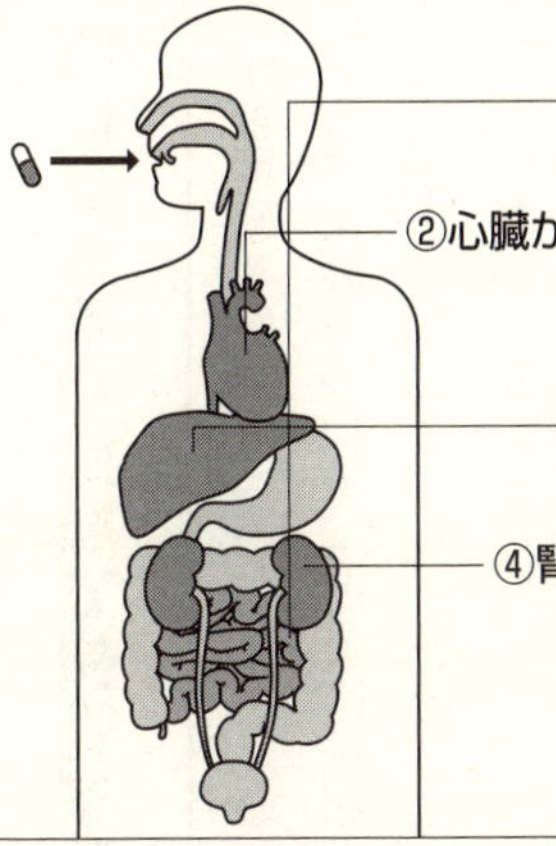

さまざまな副作用を招くおそれがあります。

病院でもらう子ども用の処方薬はどうでしょう。「市販薬より厳格に用量が決まっている」と思われるかもしれません。

しかし、子ども専用の処方薬は非常に少なく、その7割は大人の薬の転用です。しかも、製薬会社が子ども向けの用量を示すケースは全処方薬の3割程度。

このため、多くは、各医療機関の独自の判断や、医師の経験をもとに投薬量を減らしているのが現状です。

お子さんに薬を飲ませる時は市販薬、処方薬にかかわらず用量を守りましょう。

29 薬はすべて冷蔵庫で保管する？

答え ×

薬の保管場所や保管方法に、悩んでいる方が意外に多いようです。

私の患者さんのなかにも「薬で冷蔵庫がいっぱいになり、家族に嫌味を言われた」と言うご高齢者や、「すぐに薬を飲めるように薬袋から出しておいたら、ごちゃ混ぜになり、どの薬かわからなくなった」と言う方がいらっしゃいます。

そんな時は、「すべての薬を冷蔵庫で保管する必要はありません」「タッパーウエアなどで分類すれば、薬が混ざることはないですよ」とアドバイスをしています。

薬の保管の三大原則は日光、高温、多湿を避けること。薬も食品ほどではありませんが、直射日光を受ける場所や温度が高い場所で保管すると変質します。また、湿気が多い場所ではカビが生えたり、水分により変質したりすることも。薬が変質すれば、効果が減弱するだけでなく、有害物質になる可能性も出てきます。

「それなら、薬の保管は冷蔵庫が一番いいんじゃないの？」と言われそうですが、じ

薬の保管のポイント

●薬は、暗くて涼しい場所で、薬箱に乾燥剤を入れて保管。
目薬などの液剤は冷蔵庫に入れる。
（薬は直射日光・高温・多湿を嫌う）

●薬箱は、子どもの手の届かないところに置く。
（誤飲を避けるため）

●薬の外箱・添付の説明書は、薬を使いきるまで取っておく。
薬の開封日を外箱に書いておく。

●薬箱を時々、整理して使用期限を確認する。
期限切れの薬は捨てる。

●薬は、別の容器に移し替えない。
（どのような薬かわからなくなるため）

つはそうでもありません。

体温で溶けるように作られている座薬、目薬、液剤、インスリン（糖尿病治療薬）などは、冷蔵保管が望ましいのです。

しかし、粉薬、錠剤などをビニール袋に入れ、冷蔵庫にしまうと結露《けつろ》などで逆に湿気を帯びてしまう可能性もあります。

したがって、処方薬、市販薬にかかわらず、保管について特別な記載がない限り、冷蔵庫に保管する必要はありません。

温度変化の少ない場所で、缶や箱などに入れ、乾燥剤を添えて保管するのもよい方法です。

30 海外で外国の薬を飲む場合、日本人の量に減らす？

答え ○

急激な円高を受け、海外旅行に出かける方が多くなっているようです。もし、慣れない外国で体調を崩したら、あなたはどうします？

海外旅行にはちょっとした風邪や腹痛に備え、日本の薬を持参するのが一番ですが、もし忘れたり、飲みきった時は、現地の薬局（ドラッグストア）で購入しなければなりません。

そのような場合、いくつか注意してほしいことがあります。

まず、欧米では体格の違いなどの関係で、かなり高めの服薬量が設定されています。外国の薬を説明書どおりに飲むと、日本人には過剰摂取になるおそれがあります。たとえば、鎮痛薬などに含まれるアセトアミノフェンの日本の標準1日用量は300ミリグラム×3錠ですが、アメリカでは325ミリグラム×12錠、スイスでは500ミリグラム×8錠と4倍以上も違います。

また、日本では医師の処方箋が必要な強い薬を、海外では薬局でふつうに購入できることも少なくありません。したがって、「市販薬だからだいじょうぶだろう」などと思わずに、量を減らして飲むなど、十分な注意が必要です。

次に日本と同じ名称の薬でも、含有成分が異なる場合があります。しかし、一般の方にはわかりづらいので、現地の薬剤師とコミュニケーションをはかり、持病やアレルギーの有無を伝えたうえで、症状に合った薬を選んでもらったほうが無難です。もし、言葉が通じない場合は、添乗員や、滞在しているホテルの方に協力してもらうといいでしょう。

そのほか、開発途上地域の薬局では、ヤミ薬やニセ薬も少なくありません。安易に購入することはおすすめできません。

〝薬にも毒にもならない〟ものなら「だまされた」ですみますが、もし、危険な成分が含まれていたら取り返しがつきません。なるべく、聞き覚えのある製薬会社の薬を選ぶようにするか、それでも不安があるなら、現地の病院にかかるようにしてください。

31 1日1回飲む薬は朝食後に飲む?

答え ×

薬学や製薬技術の進歩により、「徐放性薬剤《じょほうせいやくざい》」という薬が増加しています。

徐放性薬剤は、薬の最小有効血中濃度を24時間維持するため、1日1回服用すれば十分な効果が得られるように改良された薬です。

現在は胃腸薬から、抗がん剤までラインナップは多種多様。頻繁《ひんぱん》に薬を飲まなければならない患者さんの煩雑《はんざつ》さや、飲み忘れの解消におおいに貢献しています。

ただ、「1日1回飲むなら、朝ですね?」とたずねられることも多く、まだこの薬の性格や使いかたを理解されていない患者さんがいらっしゃるようです。

たとえば、骨粗鬆症治療に用いられる「ビスホスホネート剤（「フォサマック」「ボナロン」など）」は、胃の中に食物があると効果が半減するので、起床後、朝食の少なくとも30分より前の服用が求められます。

また、気管支《きかんし》ぜんそく治療薬の「テオフィリン徐放剤（「ユニフィル」「テオドール」「テオロング」「スロービッド」など）」は、就寝前に服用します。ぜんそく発作は夜中から明け方にかけて起こることが多いので（午前1時から7時頃まで〝魔の時間帯〟と言われます）、就寝中に薬の効果を高める必要があるからです。

さらに、早朝の高血圧が脳心血管系の事故原因になることから、高血圧治療に使われる降圧薬を就寝前に服用することもあります。

このように、徐放性薬剤の服用法は、治療対象の病気や患者さんの症状により異なりますが、1日1回、決まった時間に飲むことが大切です。もし、朝服用する薬であれば毎日朝に飲み、就寝前に飲む薬であれば毎晩寝る前に飲むということです。

1日1回の服用だからといって、朝服用して翌日の夜に飲めば、時間が空き過ぎて薬の効果が薄くなってしまいます。逆に就寝前に飲んで、翌朝飲めば薬の血中濃度が上がり過ぎて、副作用や中毒症状を引き起こす危険性が出てきます。

なお、徐放性薬剤には1週間に1回飲めば効果があるものや、1日1回の服用を3日続ければ、1週間効果が続く薬が開発されています。薬を飲む回数を減らしたい方は、主治医に相談されるといいでしょう。

32 食間服用は食事の途中で飲む？

答え ×

「先生、食間服用の薬は、食事中に飲むという意味なんですか？」

笑い話のようですが、70代の患者さんに真顔でたずねられたことがありました。

「食間」とは食事中ではなく、食事と食事の間、つまり、胃に何も入ってない時に飲む薬で、食事の2時間後を目安に内服してくださいと説明しましたが、

「何も食べずに薬を飲んだら、胃を傷《いた》めるでしょう。私は薬を飲む時は、無理をしてでも食べてきたのに」と納得できない様子。

患者さんの話は理解できますし、現在、使われている薬の多くは「食後」と指示されているものが圧倒的に多いので、もっともな疑問だと思います。

薬によっては食事により、吸収がよくなるものもあれば悪くなるものもあります。

昔から使われてきた一部の鎮痛薬（「アスピリン」など）も、空腹時に服用すればよく効きますが、胃腸障害などの強い副作用の可能性も出てくるので、食後に内服し

薬を飲むタイミング

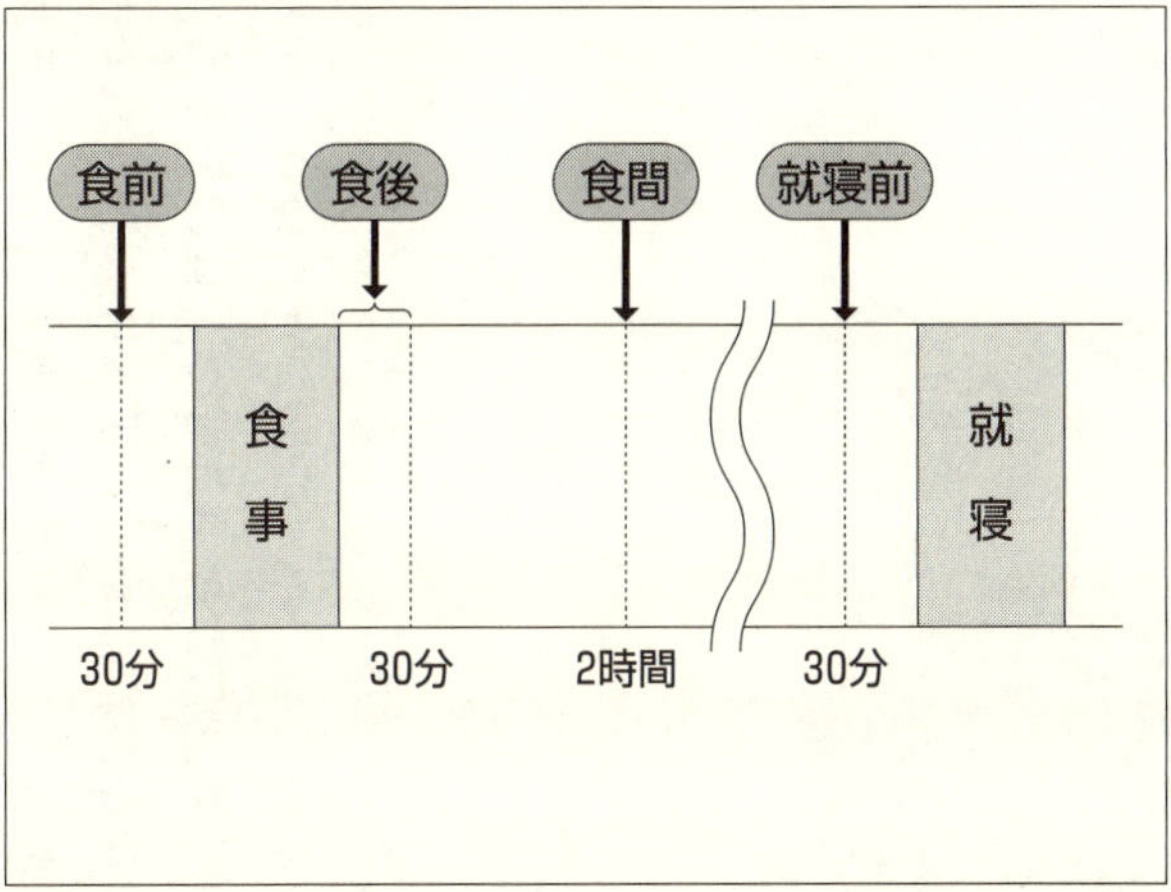

てもらうようにしています。

患者さんには、「薬で胃が荒れる」という知識がインプットされており、それが「薬はすべて、食べてから飲む」というように置き換えられたのでしょう。

では、食間に飲む薬にはどのようなものがあるのでしょうか？

まず、胃の粘膜に直接働きかけて効果を出したい胃薬や、食事の影響を受けやすい薬、さらに、漢方薬も薬の吸収をよくするために食間と指示されるケースが多くなります。

薬は飲むタイミングにより、その効果は異なります。

食前、食後、食間、就寝前などと効能書に書かれている用法・用量は、その薬がもっともよく効果を発揮し、安全に飲める目安です。

疑問があれば、医師や薬剤師に相談すること。くれぐれも自己判断で、服用時間を変えるようなことは避けてください。

内服薬

年　月　日

4章

副作用

1日　回　日分

錠剤	錠	朝	食前
散剤	包	昼 夜	食後
カプセル	個	就寝前	食間

33 高血圧の薬で、痛風になることがある？

答え ○

「高血圧の治療薬で、痛風になることがあるんですか⁉」

私の医院に高血圧で来院される患者さんが、診察室に入るなりこのような質問をしてきました。なんでも、健康雑誌に書いてあったとのことで、「ビール好きなので、痛風にはなりたくない」と言うのです。

たしかに、患者さんのおっしゃるとおり、高血圧の治療に用いる薬（降圧薬）のなかには痛風につながる副作用を持つものがあります。

それは、「サイアザイド系利尿薬」「ループ利尿薬」などです。利尿薬を服用すると、尿量が多くなり水分が排出されるので、血液量が少なくなり、血管壁にかかる圧力を抑えます。つまり血圧は下がるのですが、高尿酸血症《こうにょうさんけっしょう》を招き、痛風を引き起こす可能性が出てきます。

いっぽう、「ＡＣＥ阻害薬（血圧上昇に関係する物質であるアンジオテンシンⅡの合成を阻害する）」「カルシウム拮抗薬（カルシウムイオンが血管の細胞内に入ると血管が収縮する。それを防ぎ血圧を下げる）」は、尿酸代謝に悪影響をおよぼしません。また、「アンジオテンシンⅡ受容体拮抗薬（＝ＡＲＢ。アンジオテンシンⅡの働きを抑える）」は、尿酸値を上げることはなく、逆に下げる作用を持つものもあります。

患者さんに「あなたの飲んでいるお薬は、利尿薬ではありません。痛風の心配はありませんよ」と伝えると、うれしそうに帰られました。

ちなみに、痛風の原因物質のプリン体を多く含むビールは〝痛風の大敵〟と言われてきました。ところが、いまは「どんな酒でもたくさん飲めば尿酸値は上がる。つまり、アルコールの摂取量が問題であり、ビールだけを目の敵《かたき》にするのはまちがい。むしろ、ビールには合併症のひとつの尿路結石《にょうろけっせき》を作りにくくするメリットもある」と変わってきています。

ただし、高血圧の薬を飲みながらビールをたくさん飲むのは考えものです。件《くだん》の患者さんには、「1日500ミリリットル1本程度にしてください」とアドバイスをしたことは言うまでもありません。

34 高血圧の薬で、がんの危険性が高まる？

答え ×

日本ではほとんど報道されていませんが、「アンジオテンシンⅡ受容体拮抗薬（ARB）」という降圧薬が、肺がんの発生に関連しているのではないか、という研究が発表され、専門家の間で物議《ぶつぎ》をかもしています。

ARBについては33でも少し触れましたが、血圧上昇に関係する物質である「アンジオテンシンⅡ」という物質の作用を弱める働きがあり、現在日本でもっとも使用されている高血圧の治療薬です。

発がん云々《うんぬん》のきっかけとなったのは、二〇一〇年六月に『Lancet Oncology』という英国の雑誌に掲載された論文です。この論文は、過去に行なわれた多くの臨床試験の結果をまとめて統計的な処理を施《ほどこ》し、新たな学説に結びつけるというタイプの研究で、「メタアナリシス」と呼ばれるものです。

それによると、過去5件の臨床試験を「統合」したところ、ARBを服用していた患者さんで、「肺がんの発症率が25％程度上昇していた」という結果が得られたということです。

ただし、なぜＡＲＢを服用すると肺がんが発生するのか、メタアナリシスという性格上、まったく言及されていません。また、論文に採用した過去の臨床試験の対象者は60代が中心です。この年齢層の方は、いわゆるがんにかかりやすい年代ですから、発がんした方がたまたまＡＲＢを服用していたとも言えます。

つまり、この薬と発がんの関連を示す、明確な科学的根拠はありません。

私もＡＲＢを患者さんに処方しており、わずかでも発がんの可能性がＡＲＢにあると科学的に立証されたのであれば、それを患者さんに伝える義務があります。ただ、あまりにも根拠にとぼしい論文を取り上げて、患者さんにお知らせしようとは思いません。いたずらに患者さんの不安を増幅させるだけですから。

今後もＡＲＢと発がんの関連について注視していきますが、現時点で患者さんに「ＡＲＢに発がん性があるか」と問われれば、その危険性はないとお答えします。

35 糖尿病の薬で、膀胱《ぼうこう》がんになる？

答え ○

二〇一一年、アメリカ・ペンシルバニア大学で行なわれている疫学調査（KPNC）の中間発表があり、「糖尿病治療に用いられるピオグリタゾン塩酸塩（商品名・アクトス）には、膀胱がんを発生させる可能性がある」と指摘されました。

この薬は、インスリンの働きを高める作用があることから、「インスリン抵抗性改善薬」と呼ばれ、2型糖尿病（インスリン非依存型糖尿病）の患者さんにおもに処方されています。この研究で、「アメリカの2型糖尿病患者者で、ピオグリタゾンを飲んでいない患者は1万人あたり年間6・9人が膀胱がんを発症しているのに対し、ピオグリタゾン使用者は同8・2人」とされました。

また、フランス行政当局は、約150万人の糖尿病患者のデータを検討し、「ピオグリタゾン投与患者（約16万人）で、膀胱がんが175例発症。非投与患者（約134万人）は1841例。ピオグリタゾン投与患者の膀胱がん発症率が高い」と報告しました。

ただし、ピオグリタゾンを服用しているすべての患者さんが膀胱がんになるわけではなく、この薬が、膀胱がんの明確な原因として特定されたわけでもありません。ピオグリタゾンを服用しなくても、一定の頻度で膀胱がんは発症します。

たとえば、日本の二〇〇六年の統計で、膀胱がんの罹患率は年間6・9例／10万人。ヨーロッパの同罹患率は年間15・6例、アメリカの年間21・1例と比較すると低率です。日本ではピオグリタゾンに関する疫学研究は行なわれていませんが、欧米の調査結果をそのまま日本人に当てはめることはできません。

ただし、これらの疫学研究の結果により、わずかであってもピオグリタゾンが膀胱がんを発症させる可能性を高めているのは事実です。厚生労働省もこの薬の使用に対し、注意をうながしています。

もし、あなたが糖尿病でピオグリタゾンを服用しているのなら、膀胱がんの発症リスク（生活習慣、喫煙習慣、家族歴など）を考えて、服薬を続けるかどうか、主治医と相談するといいでしょう。

36 脂《し》質《しつ》異常症の薬で、筋肉が溶《と》ける？

答え○

「横紋筋融解症《おうもんきんゆうかいしょう》」という、奇妙な病気をご存知ですか？

腕、足、心臓などを形成する骨格筋が文字どおり溶けて、筋細胞の成分が血液中に流れ出し、急性腎不全症状（乏尿《ぼうにょう》、浮腫《ふしゅ》、呼吸困難、高カリウム血症、昏睡《こんすい》など）をはじめとする多くの症状を発症する病気です。

早期治療を行なわないと重いダメージを受ける可能性が高まり、最悪のケースでは死に至ります。

横紋筋融解症は事故、負傷、激しい運動などの外傷的要因や、脱水、薬剤の副作用といった非外傷的要因により発生します。とくに最近は、メタボリック・シンドローム（内臓脂肪症候群）の増加にともない、脂質異常症治療薬の副作用による発症が問題視されています。

つまり、コレステロールを下げる「スタチン系薬剤」や、中性脂肪を下げる「フィブラート系薬剤」が横紋筋融解症を引き起こす可能性が高いということです。とくに、両者を併用すると発症リスクが高まるとされ、原則的にこの2剤は、通常は併用しません。

横紋筋融解症の初期症状は、筋肉痛や脱力感。しだいに筋力減退や体の痺《しび》れが出てきます。また、筋肉がこわれると細胞内のミオグロビンという物質が流れ出し、腎臓を通して尿中に排泄されるので、尿が赤褐色となり、血尿とまちがわれることも少なくありません。

横紋筋融解症はこの段階で発見されるケースがほとんどですが、早期発見・早期治療が重要なことは言うまでもありません。もし、脂質異常症の治療薬を服用中の方が、異常な倦怠感などを覚える場合は、すぐに主治医に伝えるようにしてください。

薬の副作用について本書でも再三述べていますが、このような病気を引き起こすことも知ってほしいと思います。

37 抗生物質で、性器にカビが生える？

答え ○

性感染症にかかった覚えもないのに、外陰部の激しいかゆみと異常なおりものに悩まされる「膣《ちつ》カンジダ症」。若い方から中高年まで幅広い世代で、多くの女性が悩んでいると言われています。

カンジダとは人間の持つ常在菌のひとつで、真菌類《しんきんるい》に属するカビの仲間です。このカビが性器に感染すると発症します。

男性の場合は性器が皮膚で覆われているため、カンジダ菌に感染しても皮膚炎を起こす程度です。ひどくなると、かゆみが出たり皮膚が赤くなったりしますが、90％は無症状とされています。

カンジダ菌は平常、膣内だけでなく口、気管支、肺などの生体内に常在しています。病原性は弱く、ふだんは病気を発症させるようなことはありませんが、体力が落ちていたり、風邪、疲労、ストレスなどで免疫力が低下した時や、抗生物質の乱用で

「菌交代現象」が起こると発症します。

菌交代現象とは、腸内や皮膚表面にある常在菌の細菌叢《さいきんそう》が、抗生物質により死滅すると（細菌叢が乱れると言います）、これまでおとなしくしていた悪玉細菌や真菌類が新しい棲息《せいそく》場所を見つけて異常に増殖する現象です。そして、菌交代現象にともなって起こった病気を「菌交代症」と呼んでいます。

菌交代症は、カンジダ症（腸カンジダ症、口腔カンジダ症など）以外にも、全身に起こる多くの感染症や院内感染にも深くかかわっています。また、びろうな話ですが、菌交代症が起こると腸内環境が悪化するため、おならが臭くなるとも言われています。

抗生物質や抗菌薬を長期間、服用すればするほどこの現象が起こりやすくなります。このため、医師には慎重な抗生物質選択と投与が求められているのです。

38 中腰で浣腸《かんちょう》をすると腸が裂ける？　答え○

「先生、もう10日もお通じがありません。なんとかしていただけないでしょうか？」

排便時のいきみは、血圧を上昇させ、脳心血管系の事故の危険性を高めます。そこで、「グリセリン浣腸剤」を処方し、患者さんに自ら浣腸をしていただくことがあります。

グリセリン浣腸は、腸の動きを活発にするとともに、硬い便をやわらかくして排出をうながす浣腸剤です。浣腸剤は、手のひらサイズのスポイトのような形状の容器に入れられており、先端の細いチューブを肛門に5～7センチ挿入後、手のひらを握る要領で、ゆっくりとグリセリンを腸内に注入します。

このように、浣腸じたいは簡単で、慣れれば誰でもできます。ただ、浣腸は必ず左《ひだり》側臥位《そくがい》（左側を下にして横向きに寝た姿勢）をとり、膝をおなかのほうに曲げ、やや前屈みになった状態で行なうようにしてください（図を参照）。

正しい浣腸方法

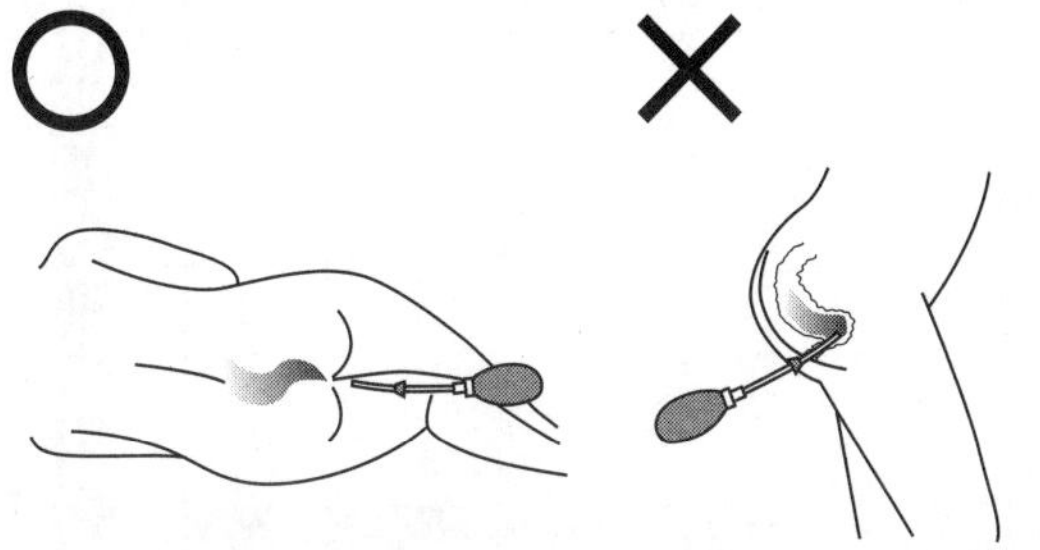

左側を下に横向きに寝て、
膝を軽くおなかのほうに曲げる

中腰や立った状態の
浣腸は危険!

左側臥位をとると、直腸のカーブしている部位の角度がゆるやかになり、安全にチューブを肛門に挿入できます。

逆に、中腰や立ったままの状態では腹圧がかかり、その角度が鋭角になるため、チューブ挿入の際に直腸を傷つけたり、突き破ったりする危険性が出てきます。

通常、グリセリンは腸粘膜から吸収されることはありませんが、傷がつくとそこからグリセリンが吸収され、溶血《ようけつ》障害や腎《じん》障害を起こすおそれが出てきます。

もし、浣腸後、チューブに血液がついていたら、直腸を傷つけた可能性も考えられます。速やかに医師に相談してください。

39 市販薬の副作用死が毎年報告されている？

答え 〇

市販の風邪薬、鼻炎薬、漢方薬、育毛剤などの副作用で、毎年死亡事故が起きている……と言ったら信じられますか？

多くの方は「まさか、市販薬で」と思われるのではないでしょうか。

市販薬の副作用は、病院の処方薬に比べ軽微と思われています。でも、じつは取り返しのつかない副作用が現われることもあり、十分な注意が必要です。

市販薬の副作用で最近注目されているのは、「皮膚粘膜眼症候群《ひふねんまくがんしょうこうぐん》（スティーブンス・ジョンソン症候群）」と「中毒性表皮壊死症《ちゅうどくせいひょうひえししょう》（ライエル症候群）」という疾患です。

これらは順に、１００万人当たり年間１～６人、０・４～１・２人と発症例はきわめてまれですが、重症になると失明したり、死亡したりするケースが毎年報告されています。

副作用の多い推定原因医薬品

薬効別	医薬品別
抗生物質製剤、解熱鎮痛消炎薬、抗てんかん薬、総合感冒薬、合成抗菌薬、痛風治療薬、消化性潰瘍治療薬、精神神経用剤、サルファ薬、高脂血症治療薬など	カルバマゼピン、ジクロフェナクナトリウム、ゾニサミド、アロプリノール、セフジニル、サリチルアミド・アセトアミノフェン・無水カフェイン・メチレンジサリチル酸プロメタジン（配合剤）、フェニトイン（フェニトインナトリウム含む）、塩酸セフカペンピボキシル、アジスロマイシン水和物、レボフロキサシンなど

2000年４月〜2001年３月までの厚生労働省への報告症例から抽出

（全日本民医連編『知っておきたいくすりのＱ＆Ａ』より）

前者の症状は突然発熱し、むくみ、水疱《すいほう》、発疹《はっしん》、口・唇・陰部の痛みとただれ、眼の充血などが起こり、しだいに全身の粘膜に症状が広がります。

後者はさらに重症で、全身の灼熱感《しゃくねつかん》と痛みをともなう発疹が現われ、数日のうちにまたたくまに全身に広がります。

死亡率は皮膚粘膜眼症候群が６〜10％、中毒性表皮壊死症が20〜30％と報告されています。

厚生労働省に報告された（二〇〇〇年四月〜二〇〇一年三月）の副作用の分析では、全報告数２万７６２３件のうち、３０２件が皮膚粘膜眼症候群と中毒性表皮壊死症で、この副作用を起こす可能性のある成分は259成分と報告されています。

これらの成分に含まれるサリチルアミド、アセトアミノフェン、無水カフェイン、メチレンジサリチル酸プロメタジンは、配合剤として、市販の総合感冒薬《そうごうかんぼうやく》などに使われています。

市販薬を飲んだ誰もがこれらの副作用を起こすわけではありませんが、市販薬の副作用は服用後、4~13日の間にもっとも多く現われるとされています。もし、この間に、副作用と考えられる症状が出た場合は、すぐに皮膚科のある病院を受診してください。

内 服 薬

年　月　日

5章

風邪

1日　回　日分

錠剤	錠	朝	食前
		昼	
散剤	包	夜	食後
カプセル	個	就寝前	食間

40 風邪薬で、風邪は治せない？

答え ○

「風邪は薬で治すもの」と思っている方が多いようですが、薬で風邪を治すことはできません。いわゆる「風邪に効く」と言われる薬は、次の4種類です。

①熱を下げ、咽喉《いんこう》・関節・筋肉の痛みをやわらげる解熱鎮痛薬（「アセトアミノフエン製剤」「イブプロフェン製剤」など）

②せきを止め、たんを切る鎮咳去痰薬《ちんがいきょたんやく》（「リン酸ジヒドロコデイン」「dl－塩酸メチルエフェドリン」など）

③くしゃみ、鼻水を止める抗アレルギー薬（「マレイン酸クロルフェニラミン」など）

④総合感冒薬と言われる、①～③の成分をバランスよく配合したもの

風邪薬は風邪の諸症状を緩和するだけで、根本的に治すものではありません。そもそも、インフルエンザ以外の風邪の原因のウイルスを殺す抗ウイルス薬は、いまのと

ころ開発されていません。それでも風邪薬に頼る方が多いのは、「一時的でも熱が下がり、せきが止まれば、体がラクになるから」でしょうが、それが逆に、風邪を長引かせています。

人の体は発熱することで、熱に弱いウイルスを効率よく撃退する防御システムを備えています。発熱は、体の免疫能を担う白血球が、体内に侵入した風邪ウイルスと必死に闘っている証拠です。人間の免疫力は、体温が1度上がれば約5倍に高まり、1度下がればおよそ30％低下すると言われています。このため解熱鎮痛薬で無理に熱を下げると、ウイルスと闘う免疫力が低下して、ズルズルと風邪を長引かせ、こじらせてしまうのです。

ただし、体温が1度上がると内臓機能は10％近く低下するという説があります。もし39～40度に近いような発熱が1日以上続き、どうしてもつらい場合は、布で包んだ保冷剤などを首筋、脇の下、太ももの付け根など、太い血管が皮膚の浅いところを走る部位に当て、自然な解熱をためしてください。

風邪は、自分の免疫力で治す。これが最新の医学常識です。

41 風邪に抗生物質は効果がない？

答え ○

「風邪を引いたみたいです。先生、抗生物質を出していただけませんか？」

冬になると、このような患者さんが多数来院されます。

しかし私は、「抗生物質で風邪は治りません。ゆっくり静養したほうが早く治ると医学的にも証明されていますよ」と話すことにしています。

風邪症候群は、急性の「上気《じょうき》道炎《どうえん》性疾患《せいしっかん》」の総称です。成人は主としてライノウイルス、子どもはアデノウイルスやパラインフルエンザウイルスなどの感染を原因に発症します。まれに、細菌感染が原因の場合もありますが、ほとんどはウイルス感染と言ってもまちがいありません。

一般的な治療に用いられる抗生物質には、ウイルスを殺したり、力を弱めたりする力はありません。したがって、抗生物質で風邪の症状を改善・軽減できないばかりか、二次感染も予防できません。

ところが医師の多くは、患者さんの求めに応じて抗生物質を処方しているようです。少なくとも医師であるなら、抗生物質が風邪に効かないことを知らないはずはありません。

では、なぜ?

この背景には「風邪をこじらせて肺炎になる前に、抗生物質を処方して予防する」という考えかたがあります。しかし、抗生物質の予防的内服で、その後の肺炎を防ぐことはできません。

さらに、薬を欲しがる患者さんがあまりにも多く、それをむげに断われば、「あその先生は、薬も出してくれない」と患者さんの間によからぬ風評が立ちかねないといった事情があることも否《いな》めないでしょう。

「薬で風邪は治せない」と40で説明しました。このような情報を患者さんに伝えるのは医師の大切な役割のひとつですが、セルフメディケーションの考えかたが広がりつつある現在、患者さんご自身も、身近な病気や薬の効果をよく理解することが大切ではないでしょうか。

42 予防接種をすれば、インフルエンザにかからない？

答え ×

「予防接種をすれば、インフルエンザの悪化を防ぐ！」

「インフルエンザワクチンは、インフルエンザの予防に有効！」

インフルエンザが流行《はや》る季節が近づくと、新聞やテレビなどでこのような報道が多くなります。これは本当でしょうか？

インフルエンザには「A型」と「B型」があり、さらにA型は大きく分けて「香港型」と「ソ連型」に分けられます。インフルエンザの予防接種とは、これらのインフルエンザウイルスへの抗体《こうたい》を作るために、毒性をなくしたウイルス（抗原《こうげん》）を皮下注射することです。

ただ、ワクチンで作った抗体と、流行しているインフルエンザウイルス（抗原）の型が異なれば、ワクチンの効果はほとんど期待できません。

このためWHO（世界保健機関）は、〝型違い〟をなくすために全世界レベルでウイルスの監視活動を行ない、流行が予想されるウイルスに対応するワクチンを毎シーズン検討しています。それでも、インフルエンザは流行します。

つまり、現行のインフルエンザワクチンでは、ウイルスに対する感染や発症を完全には防ぐことができません。

しかし、厚生労働省は「予防接種により、インフルエンザでの死亡者は80％減らせる」「インフルエンザにかかっても、予防接種をしていれば重症化が防げる」として普及に力を注ぎ、とくにハイリスク群と言われる65歳以上のご高齢者、妊婦さん、慢性肺疾患や心・腎疾患をお持ちの方、糖尿病患者さんなどに予防接種をすすめています。

前述のとおり、完全にインフルエンザウイルスの感染を防ぐことは不可能ですが、発症した時に症状の進行を抑える効果が期待できるからです。

予防接種をするということは、たとえて言えば戦国時代、戦場に鎧《よろい》をつけて行くようなもの。矢が刺さったとしても、命は助かるかもしれません。

43 妊娠中は風邪薬を飲んではいけない？

答え ×

「妊娠中の薬の使いかたは、慎重に」

これは常識ですが、妊婦さんが風邪を引いた時はどうでしょう？

おなかに胎児を抱えているだけでもたいへんなのに、発熱、せき、激しい倦怠感などに襲われると、本当につらいと思います。そのつらさはわかるのですが、基本的には妊娠中は風邪薬を使うべきではありません。

妊娠20週までに、「非ステロイド性抗炎症薬（＝エヌセイド。「アスピリン」「イブプロフェン」「インドメタシン」など）」を飲むと、流産を起こしやすいというカナダ医師会の研究があります。実際に、臨床現場では、赤ちゃんの器官形成などを考慮し、妊娠5カ月未満の投薬を控える傾向があります。

また、妊娠3カ月以降は、風邪薬に含まれる解熱鎮痛成分が問題になることがあります。現在は、前述のエヌセイドが市販の風邪薬に多用されています。この成分が、胎児の動脈管（胎児だけが持つ血管）を収縮させて、血中の酸素濃度を下げ、チアノーゼを招くことがあり、胎児の尿量を減少させるなどの副作用が出ることもあります。

とはいえ、お母さんが風邪を引いて激しくせきこんだりすると、切迫流産の原因にもなるので、つらい症状の時は、薬で風邪の症状を緩和することも必要です。

とくに、妊婦さんがインフルエンザに感染した場合、肺炎などの合併症が多くなり、死亡率も高いことがわかっています。そこで、発症早期に抗インフルエンザウイルス薬を投与し、インフルエンザの悪化を防ぐことが大切です。

妊婦における抗インフルエンザウイルス薬の安全性については、日本産婦人科学会が二〇一一年に研究結果を報告しており、妊婦へのタミフルやリレンザの投与は、有益性が危険性を上回るもので、とくに制限する必要はない、としています。

妊娠中に薬を飲むことに不安を感じるようなら、遠慮せずに薬剤師に相談してください。それでも心配なら、かかりつけの医師の診察を受け、適切な薬の処方を受けられることをおすすめします。

44 授乳中は薬を飲んではいけない？

答え ×

妊娠中の薬の服用可否とともに、授乳中のお母さんも、薬の使用について心配される方が多いのではないでしょうか？

母乳は、母体から分泌されるわけですから、薬を飲めば、母乳中にも成分が入り込んで赤ちゃんに悪影響を与えるのでは？　と考えられても不思議ではありません。

一般的な育児書などには、「授乳中に薬を飲むと、多くの薬の成分は母乳を通して赤ちゃんに移る。赤ちゃんへの影響はそれほどではないが、肝臓や腎臓の機能が未発達なため、薬の成分が体内に蓄積されやすい」などと書かれています。

これはどのような意味でしょうか？　赤ちゃんにはそれほど影響しないが、薬の成分が赤ちゃんに蓄積される!?　それでは、薬を飲んでもいいのでしょうか？　それともダメなのか？　疑問を増幅するだけで、なんの回答にもなっていないと思うのですが……。

育児書の「薬の成分が蓄積される」は正しいのですが、赤ちゃんに害をおよぼす薬は、抗がん剤、片頭痛の薬など一部の薬と言われています。授乳中のこれらの服用は、避けたほうがいいでしょう。

実際には、子どもに用いられる種類の薬であれば、仮に母乳から出て赤ちゃんの口から少量入ったとしても、まず問題はないと考えて処方するようにしています。

どうしても薬が母乳から出る可能性が心配な場合は、薬を飲む期間だけ母乳からミルクに切り替える方法もあります。また、夜中に赤ちゃんが母乳を飲まないのであれば、就寝前に1回分の薬を内服してもよいでしょう。

妊娠中や、授乳中のお母さんは誰でも、体調に変化が起こりやすいもの。それを、「薬は危険。胎児や乳児に影響を与えるから飲んではいけない」と頭ごなしに言うのは、ただ、がまんしなさいと言っているのと同じです。

飲める薬もあるし、飲むための対応策もある、こういったことをアドバイスするのが専門家（医師、薬剤師）の責務だと思います。

45 「ヴィックスヴェポラップ」は、エビデンスが認められた初の風邪薬?

答え ○

風邪が流行る季節になると、テレビには各製薬会社の風邪薬のCMがさかんに流されます。ただ、市販の風邪薬のほとんどは、エビデンス（医学的根拠）が確立していないことをご存知でしょうか?

そのなかで〝胸に塗る風邪薬〟として日本でもおなじみの「ヴィックスヴェポラップ」。この薬の効果が、二〇一〇年に報告されたアメリカのペンシルバニア州立大学のRCT（ランダム化比較試験）で、科学的に確かめられました。市販の風邪薬としては、初のエビデンスではないかと思われます。

ランダム化比較試験とは、「治験や臨床試験でデータの偏《かたよ》りを軽減するために、被験者を無作為（ランダム）に処置群（治験薬群）と比較対照群（治療薬群、偽薬群）に割り付けて実施し、評価を行なう試験」です。評価したい薬や治療法がもっとも適正に評価される試験とされ、現在の医療現場で使用されている薬のほとんどは、この試験で有効性が証明されています。

同大学のRCTは、2～11歳の138名の小児を、ヴィックスヴェポラッブを使用するグループ（44名）、ヴィックスヴェポラッブのかわりにワセリンを用いるグループ（47名）、何もしないグループ（47名）と三つに、盲検化《もうけんか》（被験者にはわからないように）のうえ割り付けて実施されました。その結果、ヴィックスヴェポラッブを塗ったグループは、「せきの回数が減り、せきの重症度、鼻づまり、睡眠充足度は他のグループに比べ有為な改善が見られた」としています。

ただ、アメリカ小児科学会は、ヴィックスヴェポラッブにも含まれる「カンフル」を配合した薬を子どもに使用するべきではないと一九九四年に勧告しています。

同大学では「カンフルが問題となるのは液体や固形を摂取した場合がほとんど。ヴィックスヴェポラッブを指示書どおりの用量で使用する限り、全身への影響はない」としています。

ちなみに、今回のエビデンスは、風邪を治す作用ではなく、症状を楽にする効果です。

46 風邪薬で、オシッコが出なくなる？

答え ○

「風邪を引いて市販の風邪薬を飲んだら、オシッコを出したいのに出せなくなって、たいへんな目に遭《あ》いました」

こう話すのは60歳の男性です。この男性は前夜、オシッコがしたいのに出せない「尿閉《にょうへい》」となり、苦しみながら救急車で病院へ運ばれました。そして診察後、尿道から管を入れて膀胱に溜《た》まった状態の尿を抜き出す「導尿《どうにょう》」を施され、ことなきを得たそうです。

いままで風邪薬を飲んでオシッコが出なくなったことはなかったそうで、今回久しぶりに風邪薬を飲んだら、このようなことになったそうです。

風邪薬には、くしゃみ、鼻みず、鼻づまりを改善させる目的で、抗ヒスタミン薬の「メチレンジサリチル酸プロメタジン」や、抗コリン薬の「ヨウ化イソプロパミド」などが配合されています。

これらの薬は、副交感神経の働きを抑え、鼻やのどでは有効に働いて症状をやわらげてくれます。

しかし、いっぽうで腸の動きを悪くして便秘を誘発したり、膀胱排尿筋《はいにょうきん》の収縮力を低下させて排尿困難を強くする副作用が生じます。

もともと尿の排泄に関係する器官に異常がない人は、風邪薬を飲んでも排尿障害は生じません。しかし、前立腺肥大症などにより、排尿障害を生じやすい状態にある人には、排尿困難や尿閉が起こることがあります。

前立腺肥大症は、男性特有の病気で、50歳を過ぎた頃からかかりやすくなります。排尿に時間がかかる、頻繁にトイレに行く、などの症状があれば、前立腺肥大症の可能性があります。

このような症状が気になり始めたら、一度、泌尿器科で前立腺肥大症の有無をチェックしてもらいましょう。くれぐれも風邪薬を飲む際には、ご注意ください。

内服薬

年　月　日

6章

胃痛・下痢・便秘

1日　回　日分

錠剤	錠	朝	食前
散剤	包	昼 夜	食後
カプセル	個	就寝前	食間

47 総合胃腸薬はアメリカ、ヨーロッパにほとんどない？

答え○

日本人の４人に１人は、胃痛や胃もたれなどを日常的に感じていると言われています。そして、胃腸に不快感を持つ方の約半数は、市販の総合胃腸薬などを利用（週に数回〜半年に１回以下を含め）しているそうです。

総合胃腸薬とは、制酸《せいさん》成分や生薬《しょうやく》など10種類以上の成分を配合し、食べ過ぎ、飲み過ぎ、胃粘膜の保護・修復、膨満感の解消、消化促進などの効能をうたう、言わば胃腸のための万能薬。〝胃弱大国〟と言われる日本で作られた、欧米にはほとんどない独特の薬です。

よく考えてみると、総合胃腸薬は不思議な薬だと思いませんか？　飲み過ぎや胸やけを改善するために胃酸の分泌を抑える成分と、胃もたれを解消するために胃酸や酵素分泌をうながす成分が同じ薬に配合されているわけですから。

「これではプラスマイナスゼロで、なんの効果も示さないのでは」と思われるかもし

日本人の胃腸薬(市販薬)の利用頻度

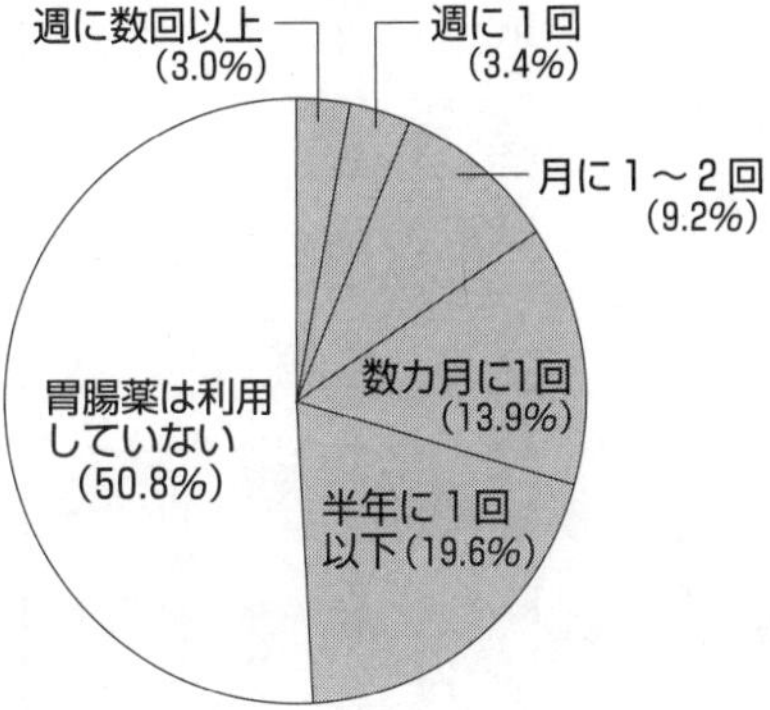

(マイボイスコム(株)調べ)

れませんが、配合成分どうしが相互作用を起こさないように工夫されているのです。

アメリカでは総合胃腸薬のようなものはドラッグストアに見当たらず、約90%は制酸剤。処方薬のように、「胃酸を抑える」「胃のガスを抜く」など明確な効能を持つ製品が目立ちます。

ヨーロッパでも制酸剤はありますが、胃腸をはじめとする健康管理にハーブを伝統的に用いています。消化促進作用を持つカモミール、ミントなどをお茶として服用したり、精油《せいゆ》(エッセンシャルオイル)をサプリメントに近い形で取り入れる方法が定着しているのです。

48 「正露丸《せいろがん》」がなぜ下痢に効くか、最近わかった？

答え ○

「正露丸って昔から飲んでいるけど、なぜ下痢に効くんでしょうね？」

「あの臭《にお》いをかぐだけで、腹痛が消えることがありますよ」

患者さんどうしが待合室で、このような会話をしていました。

正露丸はご存知のとおり、独特の臭いを持つ黒い丸薬《がんやく》（いまは糖衣錠《とういじょう》もあります）です。日露戦争に赴《おもむ》く兵士たちの腹痛、下痢、歯痛を止め、「ロシア軍を倒した万能薬（忠勇征露丸）」とされて以降、110年近く販売されている超ロングセラー市販薬です。

主成分は、ブナやマツなどの原木を乾燥させて精製、抽出した「木《もく》クレオソート」。そこに「黄柏《おうばく》」「甘草《かんぞう》」「陳皮《ちんぴ》」などの生薬が加えられています。

正露丸が下痢に効くのはなぜ？　と不思議に思う方も多いようですが、最近の研究により「木クレオソートを中心とする成分が総合的に働き、腸液の分泌と大腸の過剰な動きを抑制、腸管での水分吸収を促進するため」とわかってきました。要は、腸の運動を適度に調節し、腸内の水分バランスを保つということです。

ただ、正露丸に対しては、これまでさまざまな誤解がありました。

「木クレオソートには、フェノールが含まれているので危険。発がん性がある」

「腸内の細菌まで殺してしまう」

これに対し、製造元は「クレオソートには医薬品（木クレオソート）と防腐剤（石炭クレオソート）の2種類あり、医師・薬剤師など専門家のなかでも混同されている場合があります。アメリカのＮＴＰ（国家毒性プログラム）やＥＰＡ（環境保護庁）においても、過去に誤解による記載がありましたが、改訂されることになりました」とホームページでうたい、一九八〇年当時から木クレオソートの有効性、安全性について独自の研究で確認している、としています。

正露丸の愛用者は多く、今後も安心して薬を用いるためには、科学的な解析をさらに進めてほしいと思います。

49 宿便取り健康法で、便秘は必ず解消する？

答え ×

一時期、「腸内クリーニング」「腸内ダイエット」「宿便取り健康法」なるものが、インターネットや通販でさかんに宣伝されました。

便秘で腸内に留まる便を医学的には「滞留便《たいりゅうべん》」と言いますが、では、宿便とはいったい何を指すのでしょうか？　〝宿便サプリ〟などのCMでは、「数週間から長期にわたり、腸壁のヒダにこびりついている便」としています。

「便秘で、便が大腸内に長期的に滞留すれば、腸壁にこびりつくことがあるかもしれない」と、イメージ的には理解できないこともありません。ただ、腸壁にこびりついた便など、医学的にはまったく根拠がないと言ってもいいでしょう。

読者のなかにも、大腸内視鏡検査を受けた方がいらっしゃるでしょう。ファイバースコープで大腸内を観察したら、宿便なるものが見つかったと聞いたことがありますか？　内視鏡検査の前には薬品を使って、腸内をきれいに洗浄します。宿便はその段階で排出されるのでしょうか？　もし、その程度のものなら、内視鏡検査を何度も受ければ「健康になる」「ダイエットができる」ということでしょうか？

このように、宿便なるものじたいが曖昧《あいまい》ですし、仮にそれを取ったとしても、ダイエットや健康に効果があるとはとても思えません。

この種の効果をうたうサプリメントは、たんなる下剤です。商品の成分を調べると、「センナ茎（50参照）」や「乳糖《にゅうとう》」などを含むものが見受けられます。センナで便秘を解消するなら、同じ成分が配合された市販の便秘薬を用いたほうが、より安全で効果が高く、価格も安いと思います。

また、乳糖は文字どおり、牛乳に含まれる成分です。日本人には、乳糖を代謝する酵素が少なく、乳糖をたくさん摂れば下痢をする方が多いのです。しかしこれなら、牛乳をたくさん飲むのとあまり変わりません。

もちろん、すべてが信用できないのではありません。しかし、ＣＭに踊らされることなく、冷静に商品を見きわめることが必要だと思います。

50 使用できない成分が含まれた便秘用健康食品が出回っている？

答え ○

ある健康食品に、本来は使ってはいけない医薬用成分が含まれていることをご存知ですか？ それは、便秘薬などに配合される「センノシド」です。

センノシドは、マメ科のセンナという植物から抽出される成分で、漢方の生薬はもちろん、処方薬や市販薬にも使われています。

厚生労働省は、薬などに用いる成分について「もっぱら医薬品として使用される成分」と「医薬品的効能効果を標榜しない限り医薬品と判断しない成分」に分けています。

センナは果実、小葉《しょうよう》、葉柄《ようへい》、葉軸《ようじく》が医薬品、茎は緩下作用《かんげさよう》がないと考えられているためか食品に区分されます。

したがって、健康食品はセンナの茎を配合するものがほとんどですが、じつは茎にもセンノシドが含まれています。

もし、お手元にセンナを使った健康食品があれば、成分表を確認してください。「センナ茎エキス・センノシド○%」などと書かれていないでしょうか？

もちろん、センナの効能をうたわなければ食品扱いなので、法的に問題はありません。ただ、便秘に○○、おなかの調子を○○などとうたい、センノシドが検出されれば、「無許可無承認医薬品」として規制対象になるはずです、本来は……。

しかし、なぜか規制当局は手をこまねいています。厚生労働省みずからが、「センナの茎は食品」とお墨付きを与えているので、規制しづらいのでしょうか？

このあたりはグレーゾーンで、健康食品業界も戦々恐々《せんせんきょうきょう》としているようですが、一般の消費者は知る由《よし》もありません。

「体にやさしい」「便秘薬よりおだやか」などといったコピーを信じ、便秘改善に健康食品を使っていると、思わぬ副作用が現われることもあるので、細心の注意をしましょう！

内 服 薬

年　月　日

7章

頭痛・うつ病

1日	回		日分
錠剤	錠	朝	食前
散剤	包	昼 夜	食後
カプセル	個	就寝前	食間

51 鎮痛薬を飲み続けると、「薬物乱用頭痛」になる？

答え○

3000万人もの日本人が悩むとされる、片頭痛や緊張型頭痛。いわゆる〝頭痛持ちの頭痛〟と言われるもので、ちょっと疲れた時や、ストレスを多く受けた時、あるいは女性なら、生理前にきつい頭痛に悩まされる人が多いのではないでしょうか。

片頭痛は、側頭部の片側や両側がズキンズキンと脈打つように激しく痛み、吐き気や嘔吐《おうと》、閃光《せんこう》などを感じ、ひどい場合は2～3日ほど寝込むこともあるほどです。

緊張型頭痛は、心身のストレスによる首や肩の筋肉の過緊張により、締め付けられるような頭痛に襲われるのが特徴です。痛みの程度は片頭痛ほどではありませんが、長い人では数カ月から1年間もダラダラと痛み続ける憂うつな頭痛です。

ところが日本では、「頭痛くらいで仕事は休めない」「片頭痛なんて、いつものことだから」と軽く考え、市販の鎮痛薬でまぎらわしている人が少なくありません。ドラッグストアの陳列棚に、あふれんばかりの鎮痛薬がところせましと並べられているのも、市販薬を手放せない〝頭痛持ち〟が多いためなのでしょう。

ただし、日常的な頭痛を市販薬でまぎらわしていると、やがて、「薬物乱用頭痛」というきわめて深刻な頭痛を招く可能性が高まります。

鎮痛薬を連用すると、効果は徐々に薄れてきます。飲んでも痛みが治まらなければ、強い薬に変えたり、何度も飲んだり、薬量を増やす人が多いのではありませんか？　ところが、薬をいくら飲んでも、頭痛が消えることはありません。これが、薬を飲めば飲むほど頭痛がさらに悪化する薬物乱用頭痛です。

薬物乱用頭痛になると、脳は通常なら反応しないささいな刺激にも過敏に反応し、痛みとして感じ取ってしまいます。このため、ほぼ毎日、頭痛に悩まされるようになり、さらに鎮痛薬に頼るという悪循環に陥るのです。

「たかが頭痛」などと思わずに、頭痛専門医の治療を早めに受けることが頭痛を治す近道です。ただ、病院で処方される薬でも用量を守らなければ、薬物乱用頭痛を招くことがあるので十分に注意してください。

52 導入が遅れ、「新型頭痛（脳過敏症候群）」を増加させた薬がある？

答え ○

「若い頃は片頭痛持ちでした。最近、痛みは消えたけど、しつこい耳鳴りやめまいに悩まされています」

先日、診察にいらした50代の患者さんからこの話を聞いた時、私は「新型頭痛」という病名を思い出しました。

新型頭痛とは、頭痛専門医の清水俊彦《しみずとしひこ》先生（東京女子医科大学客員教授）と平田幸一《ひらたこういち》先生（獨協医科大学教授）が提唱されている新しい病態です。まだ、医学界全体で認知されているわけではありませんが、循環器専門の私にもなかなか興味深い研究です。最近、テレビやマスコミに取り上げられることも多いので、ご存知の方も多いのではないでしょうか。

新型頭痛は、「脳過敏症候群」とも言われます。片頭痛を長年放置したり、市販の鎮痛薬でまぎらわしていると、脳が異常に興奮（神経細胞を通じて送られる電気信号がショートした状態）しやすくなり、後年、頭痛が消えても耳鳴り、めまい、不眠、不安増強、頭重感、性格変化といったさまざまな弊害が出てくるというのです。先に紹介した患者さんも20〜30年ほど前は、片頭痛の発作に襲われるたびに市販薬で痛みをごまかしていたそうです。

とすれば、片頭痛治療は、鎮痛作用だけではなく、新型頭痛への移行を防ぐために、脳の興奮を抑える働きを持つ薬が必要です。片頭痛治療の現在の第一選択薬は、両者をカバーする「トリプタン製剤」ですが、日本に導入されたのは、海外から10年も遅い二〇〇〇年。じつはこの10年の遅れが、日本人の片頭痛を悪化させ、脳過敏症候群の患者さんを増やしたと清水先生は考えられています。

ある雑誌のインタビューで清水先生は、「日本人の脳過敏症候群の患者数は40〜60歳がピークで、その3分の2は女性。彼女たちが激しい片頭痛に襲われていた20〜30代の頃、日本ではトリプタン製剤を使えず、みすみす新型頭痛を増加させてしまった。私が脳過敏症候群を提唱したのも、片頭痛に悩む現在の若い世代から、後年、脳過敏症候群に悩む人を出したくないからです」と話されています。

53 現在の睡眠薬では自殺できない？

答え○

「副作用が強いし、一度飲むとやめられなくなる」「自殺にも使われる」

あなたは、睡眠薬にこのようなイメージを持っていませんか？　たしかに以前は、自殺に睡眠薬が用いられることがありました。

作家・芥川龍之介《あくたがわりゅうのすけ》は、自殺に「バルビタール」を使ったと伝えられています。ただ、この薬は睡眠薬と言うよりも、麻酔薬と言うべきものです。大量に飲めば呼吸中枢や循環中枢の麻痺《まひ》が起こるため、死亡することも、強い依存症にかかることもありました。

それに対して、現在の睡眠薬の多くは、脳の働きを低下させ、眠りに誘うというタイプが大半です。

さらに新世代薬として、眠気を誘うメラトニンという物質に働きかけて〝体内時計を整える〟新しい睡眠薬も開発されました。副作用は当然ながら、以前の薬に比べて著《いちじる》しく軽減しています（一部、依存症などの副作用を持つものもあります）。

医師の処方にしたがい、用量と用法を守れば危険性はほとんどありませんし、仮に大量に飲んだとしても死ぬこともありません。アルコールと一緒に飲むとふらつきが強くなり、転倒して頭を打って亡くなったという不慮の事故は報告されていますが、睡眠薬じたいでは自殺ができないほど安全性が高められています。

なお、不眠に悩み、市販の睡眠改善薬（**54**参照）を飲んでいる方も多いようですが、睡眠改善薬に不眠症の治療効果はありません。

市販薬は、アレルギー症状や乗りもの酔いなどに使われる抗ヒスタミン薬の作用を利用して眠気を誘うのですが、効能書に「不眠症に効く」とは書かれていないはず。市販薬を飲んでいる方は、ぜひ確かめてみてください。

また、抗ヒスタミン薬は、緑内障（**63**参照）や前立腺肥大症を患っている方には使ってはいけません。

54 睡眠改善薬はもともと鼻炎の薬だった？

答え○

「鼻炎の薬を飲むと、眠くなって仕事ができずに困っています」

花粉症の季節になると、このような訴えが多くなります。

この患者さんもアレルギー性鼻炎に悩まされ、抗ヒスタミン薬というアレルギー症状を緩和する薬を服用されています。

ただ、この薬を飲むと**14**で説明したように、強い眠気に襲われ、集中力、判断力、作業効率などが低下する「インペアード・パフォーマンス」に陥る可能性が高くなります。

京都大学大学院医学研究科の宮地良樹《みやちよしき》教授と浜松医科大学医学部の瀧川雅浩《たきがわまさひろ》教授が行なったインターネット調査「抗ヒスタミン薬における効果と眠気の関係について」では、「効きめの強い抗ヒスタミン薬を飲むと眠くなる」と回答した方が47・6％と報告しています。

それでは、抗ヒスタミン薬の副作用の〝眠気〟を主作用に転用し、製品化したらどうなるか？　それが「睡眠改善薬」です。

日本ではじめて登場した睡眠改善薬「ドリエル」は、この副作用を逆手に取って開発された薬で、1錠中に配合される抗ヒスタミン成分（塩酸ジフェンヒドラミン）は25ミリグラム。また、他の睡眠改善薬も、剤型こそ違え、主成分は塩酸ジフェンヒドラミンであり、市販の抗アレルギー薬より抗ヒスタミン成分が多めに配合されているのが特徴です。

つまり、睡眠改善薬は、もともとアレルギー性鼻炎やアトピー性皮膚炎の治療薬から生まれた薬なのです。

したがって、市販の風邪薬で眠くなる人とならない人がいるように、市販の睡眠改善薬の効果にも、はっきりとした個体差が現われる可能性があります。

もし、あなたがなんらかの睡眠障害に悩み、快眠のために努力しているにもかかわらず、長期的に眠れないというのであれば、早めに専門医を訪ね、睡眠薬や精神安定剤の処方を受けることをおすすめします。

55 鎮痛薬が効かない腰痛に、抗うつ薬が効くことがある？

答え ○

「心因性腰痛」という病気をご存知でしょうか？

これは、無意識のうちに積み重なったストレスなどが原因で、寝ても、イスに座っていられないほど激しい腰痛に襲われる精神的な腰痛です。

この腰痛は、整形外科で画像診断を受けても身体的な異常は認められず、整形外科的な治療はもちろん、強い鎮痛薬もまったく効果がありません。そして激烈な腰の痛みは、長期的かつ断続的に続き、治まることがありません。

かつて、この病気に悩まされた作家夏樹静子《なつきしずこ》さんは、

「腰全体がまるで活火山になったように熱感を伴って……、骨にヒビでも入るようにみしみし、しんしんと痛む……」（『腰痛放浪記　椅子がこわい』より）と、その激烈な痛みを記しています。

発症原因はふたつあると考えられます。ひとつは「現実逃避型」。たとえば会社や

学校に行くのがいやで、朝、家を出る時間になると腹痛や腰の痛みが出るタイプ。ふたつめは「オペラント学習型」と言われ、周囲の気を引くために、痛みを訴えるタイプです。

治療は、カウンセリングなどの心理学的アプローチに加え、「SSRI（選択的セロトニン再取り込み阻害薬）」「SNRI（セロトニン・ノルアドレナリン再取り込み阻害薬）」などの抗うつ薬を用いると効果があります。

このほか、抗うつ薬は、激しい腹痛や下痢に突然襲われる過敏性腸症候群、痛み止めの効かない神経痛、原因不明の慢性疲労症候群、過換気症候群など心因性が疑われる疾患にも使われるケースが多くなりました。

現代はストレス社会と言われます。もし、あなたが痛み止めなどの効かない症状に悩まされているのなら、心因性の疾患が疑われます。ストレスを上手に解消することがもっとも有効な治療法ですが、主治医とよく相談し、抗うつ薬の服用を検討されたらいかがでしょうか。

56 抗うつ薬「SSRI」は危険な薬か？

答え ✕

うつ病治療の抗うつ薬には、55でも触れた「ＳＳＲＩ（選択的セロトニン再取り込み阻害薬）」「ＳＮＲＩ（セロトニン・ノルアドレナリン再取り込み阻害薬）」などがあります。

うつ病は、過剰なストレスや慢性的な疲労などにより、セロトニンやノルアドレナリンといった脳内物質の働きが弱くなると発症すると考えられています。ここでは詳細な薬理作用や作《さ》用《よう》機《き》序《じょ》（薬が体に作用するしくみ）は割愛しますが、ＳＳＲＩは脳内のセロトニン濃度を、ＳＮＲＩはセロトニンとノルアドレナリンの濃度をある程度維持することで、うつ病を改善する薬です。

ＳＳＲＩが日本で認可された一九九九年当時、「飲めばすぐ効く」「性格が変わる」「ハッピードラッグ」などとマスコミにも取り上げられ、画期的なうつ病治療薬として、患者さんからも大きな期待が寄せられました。そして現在、１００万人以上の患者さんへの処方が推定されるほど普及しています。

ところが最近、ＳＳＲＩを服用すると「自殺念慮《じさつねんりよ》（絶えず自殺を考える）」「暴力性、攻撃性が増す」といった危険性を指摘するネガティブな論調が多くなり、服用している患者さんがとまどうケースが多いようです。

ただＳＳＲＩは、従来の三環系や四環系の抗うつ薬が持つ副作用（抗コリン作用による口渇《こうかつ》や、起立性低血圧に起因するめまいや立ちくらみなど）が少なく、患者さんも医師も使いやすい薬です。

それに、自殺衝動、暴力行動などは三環系抗うつ薬や四環系抗うつ薬にも認められていますし、各国の研究では「ＳＳＲＩの服用により、自殺者が増えた」といった説得力のある科学的なデータは報告されていません。

したがって、誤解をおそれずに言えば、ＳＳＲＩもＳＮＲＩも危険な薬ではありません。ただ、アメリカ食品医薬品局（ＦＤＡ）から警告が発せられたように、未成年者の服用は慎重を期すべきです。

また、患者さんもＳＳＲＩ服用後、効果が出ないという理由などから自己判断で薬の服用を中断しないこと。ＳＳＲＩに限らず抗うつ薬や精神安定剤を用いる時、患者さんが勝手に薬の服用をやめると、思わぬ副作用が現われる危険性が高くなります。十分に注意してください。

内 服 薬

年　月　日

8章

ケガ・外傷

1日　回　日分

錠剤	錠	朝	食前
		昼	
散剤	包		食後
		夜	
カプセル	個	就寝前	食間

57 新型絆創膏《ばんそうこう》は傷がきれいに治る?

答え ○

ちょっとしたすり傷や切り傷を作った時、あなたはどうしていますか?

昔は、赤チン(マーキュロクロム液)を塗って、それでおしまい、といったところでしょうが、昨今、白チン(塩化ベンゼトニウムなど)で消毒し、ガーゼつきの絆創膏などで保護する方が多いようです。

しかし、これはもはや時代遅れの治療法。いまは、**09**でも触れたように、傷についた細菌を落とすために流水で十分に洗い、その後ラップフィルムなどを貼りつけたり、くるんだりしておくだけで、消毒の必要はないと考えられています。

また、傷をなるべく早く乾燥させて、かさぶたを作ったほうが治りは早いと信じられていましたが、それもまちがいです。傷は乾燥させないほうが、早くきれいに治ると確認されています。

なぜ、消毒したり、乾燥させる必要がないのか?

じつは刺激性の強い消毒液は、傷についた細菌より先に皮膚の細胞を殺してしまいます。消毒をすると傷がシミたり、痛んだりするのは正常な細胞がダメージを受けているからです。

また、傷がジュクジュクするのは、体の免疫が細菌と闘っている証拠。それを無理矢理消毒し、乾燥させる必要はありません。患者さんには、理解しがたい処置法かもしれませんが、このほうが消毒をするより確実に、傷は早くきれいに治ります。

最近は、この考えを取り入れた「フィルム状の新型絆創膏」が市販されており、おすすめです。

使用説明書には、数日間の連続使用が可能と書かれていますが、毎日貼り替えたほうがよいでしょう。

また、貼り替える時は傷口を流水で洗い、つねに清潔を保つようにしましょう。痛みがあるようなら、市販のワセリンを塗れば効果的です。傷薬を塗る必要はありません。

58 温湿布、冷湿布ともに主要成分は同じ？

答え ○

「打ち身、捻挫《ねんざ》などの急性期には冷湿布。慢性期には温湿布」
一般的にはこのように言われています。これは、まちがいではありません。急性期に腫《は》れや痛みを抑えるという意味では、患部を冷やすことはたしかに有効だと思います。

ただ私は、「一般用の湿布剤なら、貼って気持ちのよいほうを使えばいい」と思います。

「先生、アバウト過ぎるんじゃないの」と読者に怒られそうですが、温湿布、冷湿布ともに、皮膚の温度を上げたり下げたりする一時的効果があっても、患部の血行を変化させるほどの筋肉の温度変化は認められないとされています。

また最近は、「打撲などで患部が腫れるのは、自然治癒力が働いているため。それを氷やコールドスプレーなどで冷やして、回復を遅らせるべきではない」「患部を冷やすと白血球などの働きを抑制し、患部を完全に修復することができず、しこりなどを残す原因になる」と考える医師もいます。

たしかに、そのとおりでしょう。ただ前述のように、湿布剤にそこまでの冷却効果はありません。

ちなみに、温湿布には温かさを感じるトウガラシ成分のカプサイシンやノニル酸ワニリルアミドなどが配合されています。いっぽう、冷湿布には冷たさを感じるカンフルやメントールなどが加えられています。

温湿布も冷湿布も、その主要成分は同じ消炎鎮痛薬ですので、薬として考えれば同じものです。ただし、湿布剤を軽く考えてはいけません。インドメタシンなどの抗炎症成分は、皮膚から吸収されて全身に回ります。ぜんそくの悪化や胃炎、胃潰瘍の原因にもなります。

とくに、医療用の湿布剤には強い成分が含まれています。他人から分けてもらった湿布を安易に使用される方もいらっしゃるようですが、やめたほうがいいでしょう。

59 加齢臭は制汗剤で止められる?

答え ✕

「先生、加齢臭を制汗剤で抑えることはできますか?」

60代の男性の患者さんから、この質問を受けてとまどいました。なんでも、小学校に通うお孫さんから「おじいちゃん、臭《くさ》い!」と言われ、大きなショックを受けているようです。私は、皮膚科の医師ではありませんが……と前置きして、次のように説明しました。

「人の皮膚を潤《うるお》す皮脂腺内の脂肪酸と、加齢とともに増加する過酸化脂質が結合して『ノネナール』という脂肪酸を作ります。これが加齢臭の元凶ですが、このほかにもさまざまな脂肪酸が混ざり合い、個人特有の加齢臭を作ると一般的には言われています。原因が汗ではないので、制汗剤を用いてもあまり効果はないと思います」

患者さんはがっかりしていましたが、「ただし、毎日下着を取り替えて、石けんで体をやさしく洗えば、加齢臭を最小限に抑えることができますよ。それから、ストレスなどでも体臭がきつくなることがありますから、あまり気にしないようにすることです」と付け加えると、少し元気を取り戻されました。

加齢臭は、10年ほど前に大手化粧品会社が原因物質のノネナールを発見するや、健康雑誌や新聞などで頻繁に取り上げられ、「加齢臭対策グッズ」「化粧品」の市場が拡大の一途をたどっています。

私の経験上、体臭で相談に来られる方は、実際には体臭がきつくないことがほとんどです。周囲に気遣いし過ぎるくらいの人ですから、体を不潔にはしないのです。もし、本当に体臭を感じるようなら、生活習慣（飲酒、喫煙、ストレス、食事）や、糖尿病、腎臓病、肝臓病などの病気が原因として隠れているかもしれません。そちらのほうが重要です。

私としては、体や衣類を清潔にしているのであれば、生理的な加齢臭は気にしないでいただきたいと思います。逆に、体を清潔にすることを怠《おこた》り、制汗剤や強い香水に頼る〝臭いものに蓋《ふた》〟では、加齢臭の対策にはなりません。

60 顔に塗ってはいけないハンドクリームがある？

答え ○

空気が乾燥する季節は、肌の乾燥対策でハンドクリームを手放せない方が多いことでしょう。まず手に塗ってから、ついでに顔にも塗る。こんな習慣をお持ちの方も多いのではないでしょうか？

ハンドクリームと一口に言っても、その種類やタイプはさまざまで、大手のドラッグストアでは、冬にはなんと100種類以上もの商品が陳列されているそうです。ただ、配合成分によって、それぞれのハンドクリームの特徴が異なり、顔に塗ると危険なタイプもあるので注意が必要です。

ハンドクリームは、「保湿系」「ビタミン系」「尿素《にょうそ》系」と配合成分により、大きく3タイプ（医薬品のかゆみ止め系を除く）に分かれます。

保湿系は文字どおり、セラミドやヒアルロン酸など保湿効果の高い成分が配合され、冬場の過乾燥で、肌がカサカサにならないように保湿力を高めています。

これに対して、ビタミンE誘導体などを含むビタミン系は、寒さにかじかんだ手足や、血行の悪くなった部位に意識的に塗布すると、血行促進効果が期待できます。

いっぽう、尿素は角質《かくしつ》の水分保持増加作用や溶解剝離《ようかいはくり》作用が強い成分です。このため、ひび、あかぎれ、しもやけ、アトピー性皮膚炎、進行性指掌角皮症《しんこうせいししょうかくひしょう》、老人性乾皮症《かんぴしょう》などの治療薬にも配合されています。

したがって、この成分を配合した尿素系ハンドクリームは、手指、かかと、関節などの角質をやわらかくして、皮膚をツルツルにする半面、傷口や、目、口など粘膜に近い部位に塗布すると、刺激が強過ぎてさまざまな障害が現われることもあります。ですから、顔に塗るのは絶対に避けましょう。

ハンドクリームには、きちんと種類があり、その特徴を理解して一番適したものを選択したり、使い分けることが重要です。

ところで、保湿効果を持続させるための裏技をお教えしましょう。いきなり乾燥した肌の上にクリームを塗るのではなく、その前に皮膚に潤いを与えておくのです。化粧水などをスプレーすればベストです。

61 軟膏よりもクリームのほうが薬効は強い？

答え ×

「クリームと軟膏の違いがよくわかりません。先生、教えていただけませんか？」

このような質問を患者さんから受けたことがあります。

「有効成分（主剤）を溶かしている成分（基剤）の違いです。クリームは、有効成分と乳化剤《にゅうかざい》（水と油脂《ゆし》）を混ぜて作るので、べたつきが少なく皮膚に浸透しやすい薬です。軟膏は、ワセリンを用いているので多少べたつきますが、刺激は少ないです」と説明しました。

すると、患者さんには「それでは、クリームのほうがいい薬ですね」とヘンに納得されてしまったのですが、じつはそうでもありません。

まず薬効ですが、同じ成分を用いた場合、それほど差はありません。たとえば軟膏は、ワセリンを基剤に使っているので水をはじき、皮膚への吸着性も高く皮膜保護作用が期待できます。ただ、ベトベトしており、なかなか洗い落とせません。しかし、水分がないぶん、菌が多少侵入しても増殖できず、感染は進行しにくいという利点があります。

クリームは、皮膚につけるとよくのびて、簡単に洗い落とすことができるなど、使いやすい薬です。ただ、粘膜やジュクジュクした患部に用いると、乳化剤の刺激でかぶれることも。また、軟膏に比べて菌が侵入、増殖しやすくなります。

このような特性から、一般的に皮膚表面に傷やただれがあれば軟膏を、傷はなく乾燥していればクリームを使用します。

これまでの「日本薬局方」の規定では、乳剤性基剤を用いたクリーム剤も「軟膏剤の製法により製する」とされ、日本では軟膏とクリームが明確に分けられていませんでした。このため、二〇〇八年に、アレルギー性疾患外用治療薬「レスタミンコーワ軟膏（処方薬）」が「レスタミンコーワクリーム1％」に変更されるという〝珍事〟も起こっています。

しかし、二〇一一年の第十六改正日本薬局方により、クリーム剤は「クリーム剤の製法により製する」と改められ、軟膏とクリームが区別されるようになりました。

62 目薬には効果的なさしかたがある?

答え ○

目薬の点眼《てんがん》は、意外と難しいものです。あなたは正しくさしていますか?

製薬会社のファイザーは二〇一〇年、成人の目の病気が多発する40~60歳代の男女1200名を対象に、点眼方法に関するインターネット調査を行ないました。その結果は、以下のようなものです。

「調査対象の3割が一度に何滴も点眼する、9割は点眼後に目をパチパチさせる、4割は間隔をあけずに複数の目薬をさしている、といったまちがった方法で点眼している。それでも8割以上は正しい方法で目薬をさしていると思っている」

この報告に、驚かれた方が多いのではないでしょうか? 目薬を数滴さしたり、点眼後に目をパチパチさせているのをよく見かけます。でも、これはまちがい。目の中に溜めることができる薬量は、目薬1滴。したがって、2滴以上さしても薬効が高まることはなく、目をパチパチすれば薬が流れ出るだけです。

目薬のさしかた

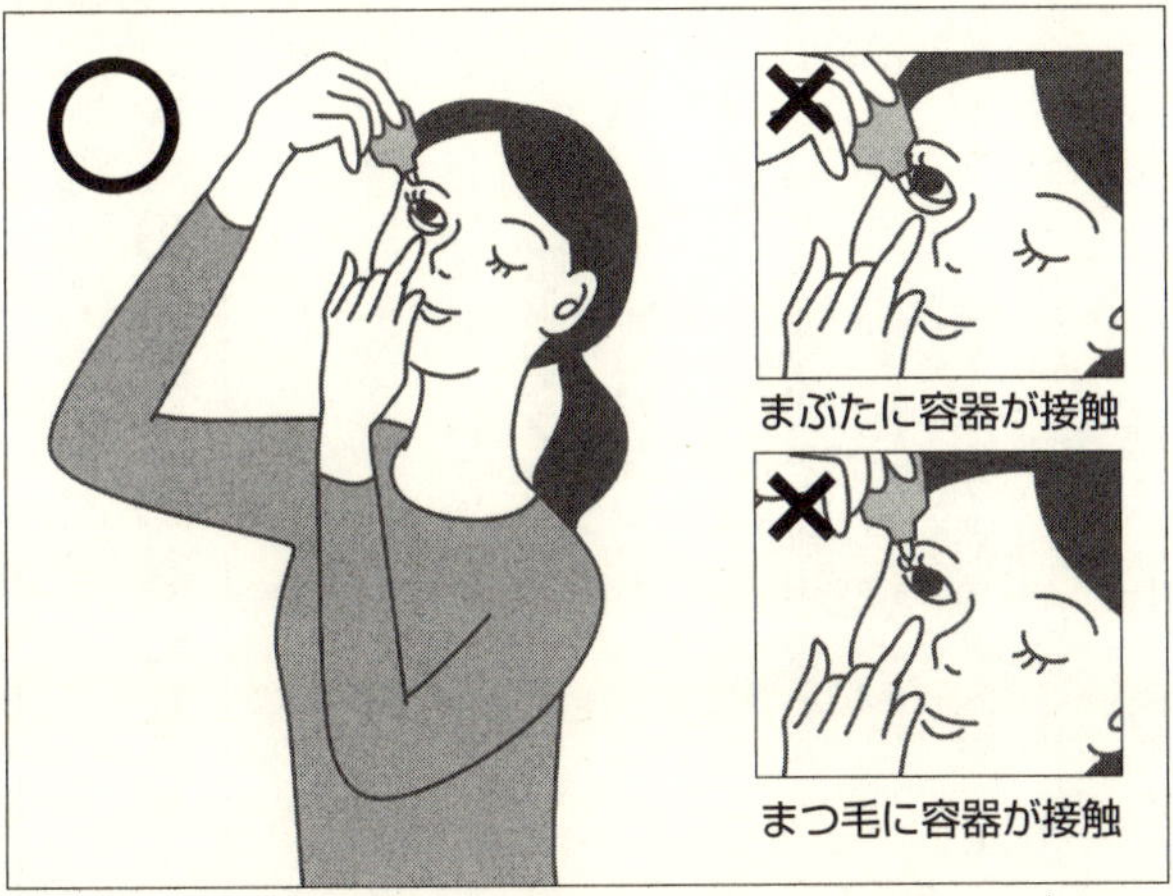

正しいさしかたは、図のように人差し指で下のまぶたを引っ張り、そこに目薬を垂《た》らします。この時、まつ毛やまぶたに点眼用器を接触させないようにしましょう。

点眼後は、しばらくまぶたを閉じて、目薬が鼻やのどに流れないように、目頭を軽く押さえるといいでしょう。あふれた目薬はティッシュなどでふき取ってください。

なお、緑内障などで複数の目薬を点眼する場合は、次の点眼まで5分以上間隔を空けてください。間隔が短いと、先にさした目薬が洗い流され、薬の効果が薄れてしまいます。

63 緑内障になると、多くの薬を飲めなくなる？

答え ○

「先生、緑内障になると、薬が飲めなくなるって本当ですか？」

眼科で緑内障と診断されたと言う患者さんにたずねられました。不安でいっぱいの患者さんには申しわけないのですが、「それは本当です。○○さんには時々、眠れない時のために睡眠薬を出していますが、眼科の先生の許可が出るまで一時中止したほうがいいですね」と答えました。

緑内障は眼圧が高くなり、視野が欠けてくる病気です。一般的には、眼に栄養を与えている房水《ぼうすい》の産生量と排出量のバランスが崩れ、眼圧が異常なレベルにまで上昇し、視神経が圧迫されると発症します。

代表的なものは「閉塞隅角《へいそくぐうかく》緑内障」と「開放隅角緑内障」。前者は、房水の出口が閉じ、房水の流出が滞《とどこお》ることで眼圧が上昇します。後者は、房水の出口は開いているのに線維柱《せんいちゅうたい》帯が目詰まりして房水が流れにくくなり、眼圧が上昇するタイプです。

緑内障になると使用できないおもな薬

睡眠薬、抗不安薬	セルシン、ホリゾン、ハルシオン、マイスリー、メイラックス、レキソタン、レンドルミン、ワイパックス、デパス、リーゼ
総合感冒薬	ＰＬ
鎮痙薬	コリオパン、ブスコパン
耳鼻科用剤	ナシビン
鎮暈薬(酔い止め)	トラベルミン
抗不整脈薬	シベノール、リスモダン、ノルペース
血管拡張薬	ニトロール、ニトログリセリン錠
循環器官用剤	リズミック
鎮咳薬(せき止め)	カフコデ、フスコデ
気管支拡張薬	スピリーバ
副腎皮質ホルモン剤	セレスタミン
排尿障害治療薬	ウリトス、ステーブラ、デトルシトール、バップフォー
抗ヒスタミン薬	ゼスラン、ニポラジン、ポララミン

発症リスクは40歳以上、家族に緑内障患者がいる、遠視または近視である、糖尿病を患《わずら》っている、コルチコステロイド薬を長期間使用している、過去に眼にケガをしたことがある、などです。世界の失明原因の第3位（世界保健機関、二〇〇四年発表）に挙げられているので、条件に当てはまる方は注意してください。

緑内障にかかると155ページの表のように、使えない薬がいろいろと出てきます。これらの薬は、眼圧を上昇させ、緑内障を悪化させるからです。

緑内障になると、「おちおち風邪も引けない」といったことにもなりかねないのです。

内服薬

年　月　日

9章

漢方薬

1日　回　日分

錠剤	錠	朝	食前
		昼	
散剤	包		食後
		夜	
カプセル	個	就寝前	食間

64 漢方薬に副作用や即効性はない？

答え ×

漢方薬は、西洋薬のように症状を緩和する対症療法のみならず、自然治癒力を高め、病気を引き起こす原因や体質を正していく薬です。

したがって、「漢方薬は、効果が出るまでに時間がかかる」と思われる患者さんが多いのも、しかたがないのかもしれません。しかし、急性疾患ならすぐに効果を実感されるケースが多く、慢性疾患の場合でも2週間ほど服用すれば、効果が現われることも少なくありません。

また、漢方薬は効きめがおだやかで副作用が少ないと思っている方も多いようです。しかし、一九九六年には、肝臓病の治療に使う「インターフェロン」と「小柴《しょうさい》胡湯《ことう》」の併用により、多くの方が間質性肺炎《かんしつせいはいえん》を引き起こし、10人以上が亡くなるという痛ましい医療事故が起こっています。

このような誤解を解くためには、漢方薬を処方する医師や薬剤師、さらに服用する患者さんも、漢方薬に対する理解をもう少し深める必要があると思います。

それでは、漢方薬はなぜ効きめが遅いと誤解されているのでしょうか?

その理由のひとつに、「証《しょう》（体質、自覚症状、他覚症状、診察所見の総合評価）」の見立ての違いがあります。

漢方では、患者さんの体力・体質などにより、「実証《じっしょう》（体力がある方）」「虚証《きょしょう》（体力のない方）」「中間証《ちゅうかんしょう》（実証と虚証の中間の方）」に分け、同じ疾患でも証別に処方を変えます。しかも、この証は、生体《せいたい》の変動とともに変化します。同一人物でも、その時々で証が変わるため、漢方は〝時間の医学〟と言われているのです。

たとえば、風邪の初期症状に効く「葛根湯《かっこんとう》」は、基本的に中間証〜実証の薬です。この薬を虚証の方が飲むと、体調が悪くなります。糖尿病や精力減退に効果がある「八味地黄丸《はちみじおうがん》」は、虚証〜中間証の方に用いてこそ、その効果が発揮されます。

漢方薬をいくら飲んでも症状が改善されないという場合は、証の再検討、服用方法などを見直す必要があります。そして、病態、証、処方が合致した時に、西洋薬に勝るとも劣らない治療効果が現われるのです。

65 市販薬の多くに漢方薬が使われている?

答え ○

漢方薬に対して、〝非科学的〟というイメージをお持ちの方が多いようです。

しかし、漢方薬の科学的研究は現在、製薬会社や大学の薬学部などで急速に進められており、その薬理作用があきらかにされた生薬も少なくありません。

たとえば「麻黄《まおう》」。この生薬には中枢興奮作用、交感神経の興奮作用、鎮咳作用、発汗作用などが認められています。鎮痛・鎮咳薬（西洋薬）のなかに含まれる「エフェドリン」は、この麻黄から抽出された成分ですし、整腸薬、下痢止め薬に用いられる「ベルベリン」という成分は、「黄柏」「黄連《おうれん》」から取り出されています。

また、みなさんよくご存知の「アスピリン（アセチルサリチル酸）」は19世紀半ばにヤナギから抽出され、現在まで連綿として使われてきました。西洋薬を代表するようなアスピリンが、漢方由来の薬と知って驚きませんか?

そのほか、別表のように植物や生薬から取り出された成分が、西洋薬に利用されて

植物、生薬から抽出された西洋薬

原料・生薬	西洋薬成分名	薬効
インドジャボク	レセルピン	降圧（血圧降下）
麻黄	エフェドリン	鎮痛、鎮咳
黄連	ベルベリン	下痢止め、整腸
甘草（かんぞう）	グリチルリチン	肝障害改善、その他
キナ	キニーネ	マラリア治療
オニケシ	コデイン	鎮痛、鎮咳
オニケシ	モルヒネ	鎮痛、麻酔
キツネノテブクロ	ジギトキシンなど	強心作用
薄荷（はっか）	メントール	清涼剤
麦角（ばっかく）	エルゴタミン	片頭痛治療
ヤナギ	アスピリン	解熱、鎮痛

（丁宗鐵著『最新漢方実用全書』より）

おり、その数は年々増加しています。

いままで「中国4000年の伝統」として、とらえられてきた漢方薬に、科学的根拠が加われば、まさに〝鬼に金棒〟。

今後、生薬単体ではなく、複数の生薬をブレンドした時の薬理作用も解明されていくことでしょう。

現在、生薬を配合した市販の風邪薬や胃腸薬、鎮痛薬などが、数多く出回っています。

今後も処方薬、市販薬にかかわらず、漢方薬に対するニーズはますます高まっていくと思います。

66 日本の漢方薬と中国の漢方薬は違う？

答え ○

漢方薬と一口に言っても、日本と中国では異なります。「漢方のルーツは中国にあるのだから、中身は同じじゃないの？」と思われる方が多いのですが、剤型や処方はかなり違います。

日本の漢方医学は、古代中国の医学書（『神農本草経《しんのうほんぞうきょう》』『黄帝内経《こうていだいきょう》』『傷寒雑病論《しょうかんざつびょうろん》』）が五～六世紀に伝わったことで始まり、その後１４００年の年月をかけて、日本で独自に発展したものです。江戸時代にオランダから入ってきた西洋医学の「蘭方《らんぽう》」と区別するために、「漢方《かんぽう》」と呼ばれるようになりました。

中国では、伝統医学を「中医学《ちゅういがく》」と言い、処方される薬は「中薬《ちゅうやく》」または「中成薬《ちゅうせいやく》」、これらを組み合わせた薬を「方剤《ほうざい》」と呼んでいます。

それでは日本と中国では、具体的にどのように違うのでしょうか。

まず、日本では大量生産された漢方製剤（とくにエキス剤）が、品質の安定性、健康保険適用、調剤の簡便さなどから用いられるケースが多いのですが、中国では湯液療法（煎じ薬）が中心です。

また、日本の医師の89％が漢方薬を用いている（日本漢方生薬製剤協会の調査）とされますが、漢方製剤は約200種類しかありません。使用できる生薬も350種類ほど。このなかで、患者さんの証《しょう》（**64**参照）や症状に合わせて選んでいます。

これに対し、中国では700種類ほどの生薬を用意し、患者さんに適した方剤を作ることが可能です。それだけ、患者さんの状態に合わせることができるのです。

さらに、日本と中国では同じ名前の処方でも、基原《きげん》（生薬のもととなる動植鉱物）が異なるものや、薬理活性《やくりかっせい》（薬の効果）の異なるものが多数存在しています。

したがって、日本と同じ名前の薬を中国で購入しても、漢方で考える薬効が得られるとは限りません。それどころか、中国で製造された「当帰四逆加呉茱萸生姜湯《とうきしぎゃくかごしゅゆしょうきょうとう》」を長期間飲んだところ、間質性肺炎を引き起こした事例などもあります。安易な服用で、思わぬ副作用が現われることに注意してください。

67 漢方薬は食後に飲んではいけない？

答え ✕

西洋薬の服用時間については32で説明しました。ここでは、もっとも効果の高い漢方薬の服用時間についてお話しします。

まず、漢方薬は腸内での吸収を高めるために、空腹時服用が基本です。また、食後服用と指示されることの多い西洋薬との相互作用を避けるためにも、食間の服用がすすめられます。「地黄《じおう》」などの一部の生薬を除き、胃腸を荒らすことが少ないので、空腹時に飲んでも問題ありません。

ただし、「食間では飲み忘れが多くなる」と思う方は、食後に飲んでもかまいません。薬を飲み忘れるより、若干効果が薄れても飲んだほうがいいわけですから。

もうひとつ心がけてほしいのは、薬の有効血中濃度を考えて、なるべく等間隔で飲んでいただきたいということ。

食前服用でもかまいませんが、夕食と翌日朝食の間隔が空き過ぎます。1日3回服用なら、朝6~7時・昼14~15時・夜22~23時の服用がベストです。これなら、食事の影響も少なく、ほぼ同じ間隔で服用できます。

ただし、「麻黄」「茶葉《ちゃよう》」という生薬には、中枢の興奮作用をもたらすエフェドリン、カフェイン、ティオフィリン、アルカロイドなどの成分が含まれています。これらを有する「葛根湯」「麻黄湯」「川芎茶調散《せんきゅうちゃちょうさん》」などは、就寝前の服用は避けたほうが無難です。

このような説明をすると、漢方薬は何かと面倒と思われるかもしれませんが、薬の服用時間を無理に守る必要はありません。仕事や家事が忙しく、決めた時間に飲めなければ、時間をずらしてもかまいません。

あくまでも、「空腹時のほうが漢方薬は吸収されやすい（成分によっては例外もあります）」と意識して、「飲める時に飲めばいい」のです。

ただし、飲み忘れた分を、次回にまとめて飲んだりしないでください。この場合は、1回抜いてください。

68 漢方薬は煎《せん》じ薬《やく》、エキス剤も効果は同じ？

答え ✕

漢方薬の処方の名前に「湯《とう》」「散《さん》」「丸《がん》」が多いことは、読者のみなさんもよくご存知だと思います。

これは、文字どおり「葛根湯」「加味逍遥散《かみしょうようさん》」「八味地黄丸」などと言うように、漢方薬の剤型を示しています。そして「湯」、すなわち「煎じ薬」は本来の漢方処方全体の7割以上を占めていますが、「エキス剤」という工業製品化された薬を飲んでいる患者さんが多いと思います。

エキス剤は、煎じ薬を濃縮し、凍結乾燥したものを粉末化（スプレードライ）したもの。いわばインスタントコーヒーのようなものですが、この剤型が開発されたことにより、漢方薬の規格が均一化されました。

でも、煎じ薬をエキス剤にしたら、薬効が薄れるのではないか、こんな疑問が生じませんか？　じつは疑問のとおり、エキス剤でも一定の治療効果は得られるものの、煎じ薬に比べると薬効は薄れると言われています。

煎じ薬は、生薬をそのままお湯で煮出すので、多くの成分をフレッシュな状態で服用できます。これに対してエキス剤は、成分抽出、濃縮、乾燥、造粒《ぞうりゅう》などといったさまざまな過程を経て作られるので、そのぶん、生薬の効果が弱くなる可能性があるのです。

また、**64**で紹介した八味地黄丸は、古代中国の原典に「配合生薬の散剤（粉薬）に蜜蠟《みつろう》を入れて丸薬にし、酒と一緒に服用する」と指示されています。八味地黄丸の本来の薬効を最大限に発揮させるには、このように服用するべきなのでしょうが、エキス剤ではそれも不可能です。

ただ、エキス剤は携帯性がよく、手軽に服用することが可能です。このような剤型は、漢方の長い歴史のなかでも画期的なものであり、一般に普及した最大の要因と言っても過言ではありません。

もし、いま服用しているエキス剤の効果に疑問を感じるようであれば、漢方療法に詳しい病院や、漢方専門薬局などに相談してみるのもいいでしょう。

69 「葛根湯《かっこんとう》」は風邪の初期にしか効かない？

答え ○

「風邪を引いたら葛根湯」というテレビCMの影響を受けて、風邪の引き始めから終わりまで、葛根湯を飲み続けている方を見かけます。

しかし、これは葛根湯の効果的な飲みかたとは言えません。

葛根湯は、比較的体力のある方（中間証～実証、64参照）の風邪の初期に、悪寒《おかん》、発熱、首筋のこわばり、肩のこりがあり、汗があまり出ていない時に用いるのが一般的です。

漢方では、「病気は体の表面から入り、しだいに深部に到達し、症状を悪化させる」と考えます。葛根湯は、風邪が体の表面にある時にこそ効果の高い薬ですから、引き始めに用いることが原則。風邪にかかって数日経過した頃に葛根湯をいくら飲んでもあまり効果は期待できません。

葛根湯の服用の目安は、風邪を引いたと感じてから1日程度。この時期に服用すると体が温まり、寒気が取れて徐々に発汗します。そして、体の抵抗力を高め、風邪を根本的に抑え込みます。

逆に風邪を引いて数日経った頃なら、ふつうの体力の方であれば「柴胡桂枝湯《さいこけいしとう》」、体力のない方（虚証）で腹痛・下痢などが認められれば「真武湯《しんぶとう》」などが処方されます。

このほか、「柴胡桂枝乾姜湯《さいこけいしかんきょうとう》」「麦門冬湯《ばくもんどうとう》」「小青竜湯《しょうせいりゅうとう》」などが患者さんの状態に合わせて処方されます。

風邪は、漢方薬が得意とする病気のひとつです。証（64参照）や症状に合わせて、さまざまな処方が用意されていますが、自分に合う薬を選ぶ基本となるのが経過（状況）です。

病院や薬局で漢方薬を処方してもらう時は、「風邪の引き始め」なのか、「風邪を引いて2～3日経っている」のか、「こじらせて、長引かせてしまった状態」か、経過や症状を正しく医師や薬剤師に伝えることが大切です。

70 夏バテ、慢性疲労に効く漢方薬がある？

答え ○

なんとなくだるい、気力が出ない、食欲がない……。

こんな症状を訴えて外来に来られる患者さんが、あとを絶ちません。とくに、暑い夏から秋にかけては、いわゆる「夏バテ」で悩む患者さんが多くなるのが特徴です。

もちろん、検査で異常が認められ、病気と診断できる場合もありますが、検査でまったく異常が認められないケースも案外多いのです。

このような場合、東洋医学的な診断と漢方薬治療が役に立ちます。東洋医学的には、「症状はあるが、検査に異常が認められない状態」を「未病《みびょう》」と言います。「未病」とはその字のごとく、「未《いま》だ病《やまい》にあらず」という意味です。この状態を「検査に異常は認められません。しばらく様子を見ましょう」と放置すれば、やがてあきらかな疾病《しっぺい》になる可能性もあります。そもそも、そのまま何もしなければ、長い間体調不良のまま生活しなければならず、患者さんのＱＯＬ（生活の質）が落ちてしまいます。

まず、患者さんの食事内容や睡眠時間、そして運動量などに問題があれば正し、必要であれば漢方薬を用いて治療します。

夏バテや慢性疲労で、食欲も落ちているような人には「補中益気湯《ほちゆうえつきとう》」が適しています。この処方は「人参《にんじん》」「甘草」「柴胡《さいこ》」「生姜《しょうきょう》」の生薬で構成されますが、体力のない方（虚証）の体力増強におおいに役立つ薬です。

また、夏バテで多いのは、汗がだらだら流れ、胃腸機能が低下し、下痢ぎみになるような状態です。このような人には「清暑益気湯《せいしょえつきとう》」が効果的です。

そして、胃腸症状のうち、とくに胃にくるタイプには「六君子湯《りつくんしとう》」が適しています。食べるとすぐに胃もたれを感じ、食べたくても食べられずに夏バテしてしまう、という人に向いている漢方薬です。

これらの処方は、漢方を代表する体力の低下を補う薬で、「補剤《ほざい》」と呼ばれています。もし、体力にあまり自信がなく、毎年のようにひどい夏バテを経験する方は、春のうちから服用を始め、夏までに体力を補強しておくのもいいでしょう。

71 足のけいれんに効く漢方薬がある？ 答え○

激しいスポーツをしたあとや、就寝中に突然襲ってくる「足のつり（こむら返り）」。

ふくらはぎの筋肉が硬直するケースが多いですが、足先、土踏まず、太ももなどがつる方もいます。読者のなかにも、こむら返りをよく起こす方がいらっしゃると思います。

その原因は「筋肉疲労、血行不良、ミネラルや水分不足」が一般的ですが、糖尿病やある種の筋肉や神経の病気、甲状腺《こうじょうせん》の病気、変形性腰椎症《へんけいせいようついしょう》などによる神経症状として起こることも少なくありません。

ただ、ほとんどの「つり」は病気と無関係に起こるものなので、特別な治療法はありません。小林製薬が行なったアンケート調査（50～60代の男女２１２４人対象）でも、「37％が月に1回以上つりを経験」し、「33％が痛みや違和感を翌日まで持ち越す」ものの、「十分な対処法がないので、マッサージやストレッチで対処している人が大半を占めている」とされています。

ところが、こむら返りには、即効性の期待できる画期的な漢方薬があります。それは、「芍薬甘草湯《しゃくやくかんぞうとう》」。服用後10～30分で筋肉のけいれんや、こむら返りの痛みを改善します。「急激に起こる骨格筋や平滑筋《へいかつきん》のけいれん性疼痛《とうつう》、腹部の疝痛《せんつう》などに頓服《とんぷく》として用いる」とされ、証に関係なく服用できるすぐれた薬です。

配合成分は、芍薬と甘草だけとシンプルですが、腎臓系疾患、ぎっくり腰、月経困難症、気管支ぜんそくにも適応する、西洋薬では考えられないような多くの薬効を示します。

前出の小林製薬は、芍薬甘草湯を満量処方《まんりょうしょほう》（1日量の満量に相当する生薬の抽出エキスを100％配合したもの）した「コムレケア」という内服薬を一般用に開発し、二〇一〇年から市販しています。

「こむら返り」は、本当につらいものです。頻繁に起こる方は、芍薬甘草湯を常備しておくことをおすすめします。

内 服 薬

年 月 日

10章

ダイエット・サプリメント

1日 回 日分

錠剤	錠	朝	食前
散剤	包	昼 夜	食後
カプセル	個	就寝前	食間

72 日本で認可されているやせ薬(西洋薬)は、1種類だけ?

答え ○

「メタボだからやせろと言われても、運動や食事制限はおっくうで……。先生、やせ薬はありませんか?」

50代の患者さんに、こんな質問を受けました。たしかに、薬を飲むだけでやせられるなら、こんなに手軽なことはありませんし、肥満ぎみの方なら誰でも欲しいのではないでしょうか?

ただし、日本で認可されている西洋薬の〝やせ薬〟は、食欲中枢を抑える「マジンドール(サノレックス)」という薬がわずかに1種類あるだけです。

健康保険も適用されますが、BMI(ボディ・マス・インデックス)で35以上の高度肥満の方が、3カ月間しか使うことができません。さらにリバウンドや頭痛、口渇、便秘などの副作用があります。

BMIは「身長と体重から求める体格指数」で、体重(キログラム)÷身長(メートル）÷身長（メートル）で計算される国際的な肥満度基準。成人では、BMI22が病気にかかる可能性がもっとも低く、理想的とされています。日本肥満学会では25以上を肥満（世界保健機関では30以上）、18・5未満を低体重としています。

BMI35は、身長が仮に170センチメートルであれば、体重は101～102キログラム。筋肉量の多いスポーツ選手などを除けば、かなり太った方で内臓脂肪が多く蓄積しているのではないかと思われます。したがって、健康保険でこの薬を使える方はごくわずか。自費でも服用できますが、副作用の関係で緑内障、心臓病、腎臓病、肝臓病、高血圧症、糖尿病、脳血管障害などの病気のある方は要注意です。

ところで、やせ薬やダイエット食品をめぐり、問題が続出しています。ここ10年間でも、中国製のやせ薬で死亡したり、ダイエット食品で中毒症状を起こし病院に運ばれたりするなど、命にかかわるような事例があとを絶ちません。安易にやせ薬やダイエット食品に手を出すべきではありません。

ダイエットの基本は、食事療法と運動療法です。やせ薬などに頼らず、健康的なダイエットにはげみましょう。

73 糖尿病の薬で、やせることができる？

答え ○

二〇〇九年に、画期的な糖尿病治療薬として10年ぶりに登場したインクレチン関連薬（「ジャヌビア」「グラクティブ」「エクア」「ネシーナ」など）。

この薬は、1日1〜2回の服用で、低血糖を起こさず、血糖値を下げられることが一番の特徴です。さらに膵《すい》β細胞を保護し膵臓機能を回復する、体重減少が期待できる、という効果が報告されています。たしかに、この薬を服用する患者さんのなかに、「体重が減少した」という方が少なからずいらっしゃいます。

私の医院にも、実際にインクレチン関連薬を処方している糖尿病患者さんのなかで、1年ほどでほっそりした方がおります。もちろん、がんなどの病気があるわけではありません。そこで、「ダイエットをしていますか？」とおたずねすると、「いえ別に。でも、以前より食欲を感じないんです」と答えられます。

これはやはり、インクレチン関連薬の効果でしょう。製薬会社も、1〜1・5キログラム程度の体重減少効果を認めています。

インクレチンとは、血糖の上昇を抑制するために、小腸から分泌される物質で「GIP」「GLP－1」のふたつがあります。難しい説明は省きますが、インクレチンは食後の血糖値が上昇している時にだけ作用し、血糖値が正常値の時は働かず、血糖値を一定に保っています。つまり「血糖値を下げ過ぎない」ことが、「従来の糖尿病治療の常識を超えた薬」と言われるゆえんなのですが、血糖値が下がらなければ、空腹感も感じにくく、おなかが空かなければ食欲が高まることもありません。

また、インクレチン関連薬は、食物の胃からの排出を遅らせる作用もあるとされています。このため、自然にやせるということでしょう。ダイエットをしたくても思うようにやせられないと言う方にはうらやましい薬でしょうが、これはやせるための薬ではなく、あくまでも糖尿病治療薬で、糖尿病の患者さんにしか処方できません。

やはり、薬によるダイエットは好ましくありません。あくまでも、「このような治療薬がある」ことを、太りぎみの糖尿病の患者さんにお知らせしたまでです。

74 芸能人に人気の「L-カルニチン」は、心臓病の薬？

答え○

「ファッションモデルや芸能人が愛飲！」「脂肪を燃焼！」「体内由来の成分だから安全！」とインターネットや女性誌などで話題を集める「L-カルニチンダイエット」。

L-カルニチンとは、一九〇五年に筋肉中の成分として認定され、一九五〇年代に哺乳類《ほにゅうるい》の脂肪酸の代謝にかかわることが証明されたアミノ酸の一種です。

日本では50年ほど前から、心臓病（おもに狭心症《きょうしんしょう》）、慢性胃炎、腎臓透析《じんぞうとうせき》などの治療薬として利用され、最近はエイズ（HIV）の抗アポトーシス（遺伝的にプログラムされた細胞死）効果や、男性不妊症、甲状腺機能亢進症《こうしんしょう》にも有効とされる医薬品です。

ところが、二〇〇二年に食品として認められるやいなや、L-カルニチンは体内脂肪を〝燃やす〟成分として注目を集め、昨今のL-カルニチンダイエットブームにつながりました。

たしかにL－カルニチンは、筋肉細胞へ遊離した長鎖脂肪酸《ちょうさしぼうさん》や、栄養成分の代謝に深く関与しています。このため、体脂肪を減らす効果は期待できますが、口から摂取した時に体重減少効果があるのかどうか、まだ何もわかっていませんし、ダイエットを成功させたという科学的な報告もありません。

国立健康・栄養研究所食品機能研究部の永田純一《ながたじゅんいち》氏も、その研究のなかで「動物実験では、体重や体脂肪の減少に関する効果について否定的な報告がある。はたしてL－カルニチンが脂肪燃焼を介したダイエットに効果をうながすのか、今後の検討課題です。利用に対する冷静な対応が必要かもしれない」と報告しています。

ところで、L－カルニチンは体内由来の成分ですし、摂り過ぎても体外に排出される傾向の強い比較的安全な成分ですが、光学異性体（分子内の化学結合が鏡に映った像のように反転したもの）のD－カルニチンを服用すると、L－カルニチンの働きを阻害して、重症の筋無力症を誘発する危険が増すと報告されています。

市販のL－カルニチン製品を使用する時は、このD－カルニチンが含まれていないことを必ず確認するようにしてください。

75 〝飲むコラーゲン〟で、アンチエイジングできる？

答え ✕

すっぽん、鶏の手羽先、豚足、軟骨、フカヒレ……。これらの料理を前に、「わーッ、コラーゲンがたっぷり。お肌によさそうですね」とリポーターがむしゃぶりつくように食べる映像が、テレビでよく流されています。

また、通販業界やインターネット市場では、「芸能界や美容界、ファッション界で活躍する方々の若さと美貌を保つ秘訣はコラーゲン」などとうたい、多種多様の〝飲むコラーゲン〟が商品化されているようです。

いまや、コラーゲンが〝アンチエイジングの切り札〟になったような印象ですが、はたしてこれは本当でしょうか？

ふだん足りない栄養素を補う意味で、コラーゲンを含む食品を意識的に摂ったり、サプリメントで補給したりすることは否定しません。しかし、食べたコラーゲンがそのまま皮膚のコラーゲンとなり、老化を予防するわけではありません。

コラーゲンはタンパク質の一種で、胃腸の働きでアミノ酸に分解され、吸収されます。そして血液によって、他の栄養素とともに全身に運ばれ、皮膚や血管、臓器などの各原料として使われます。

つまり、いくらコラーゲンを食べたり飲んだりしても、分解されたアミノ酸のうち、皮膚に回される分はほんのわずかですから、よほどタンパク質が不足していない限り、加齢とともに弾力性や保湿性が低下した肌を潤わすことはできないと思います。

コラーゲンが配合されたクリームなども登場しています。しかし、コラーゲンを直接皮膚に塗ってもコラーゲンの分子量が大き過ぎて、皮膚内部までコラーゲンが入り込むことはできません。ただし、コラーゲンの保湿効果により、塗った部分の皮膚のコンディションがよくなることはあるようです。

アンチエイジングは昔から、人間が追い求めてきたテーマです。ただ残念ながら、科学的な検証に耐えられる薬やサプリメントはまだありません。皮膚を含めた体の老化防止は、あくまでも睡眠、バランスのよい食事、運動が基本と考えてください。

76 体外排出をうたうダイエットサプリは、信用できない？

答え ○

「糖分、脂肪分を包み込んでまとめて体外に排出！」

「脂肪の腸吸収を80％ブロック！」

このような体外排出をうたうダイエット食品が、数多く流通しています。ただ、このようなことは絶対にあり得ません。読者のみなさんは「信用できないもの」と理解してください。

この種のサプリメントの広告で、よく行なわれるのが「ビーカーに脂肪分を入れ、サプリメントの成分を加えると脂肪分が固まる」といった実験。しかし、人間の体は試験管ではありません。もし、同じことが胃や腸の中で起こったら、ダイエットどころかたいへん危険な状況です。

また、ラットを使い、「腸の脂肪吸収を80％抑えます」といった実験データが示されるケースも多いですが、もし、腸が脂肪吸収を80％もブロックしたら、体内バランスが完全に狂い、最悪の事態も考えられます。

アメリカの医療現場で使われる「ゼニカル」という肥満治療薬は、腸での脂肪吸収を30％しか抑制しません。それでも、胃もたれ、脂溶性のビタミンA・D・E・K欠乏などの副作用が報告されています。

したがって、ビーカー実験やラット実験は〝真っ赤なウソ〟とまでは言いませんが、その結果をそのまま人間に当てはめられないことは明確です。

厚生労働省は、「食事により摂取した脂質、炭水化物等の体内吸収を阻害し、体外に排出できるというダイエット食品9品目について、実際にラット実験を行なったがその効果は確認できなかった」として、この種の製品の広告やコマーシャルを二〇〇四年に禁じています。

それでも、体外排出をうたうサプリメントはあとを絶ちません。

ダイエットにつけこんだサプリメントメーカーの社会的な責任は、当然糾弾《きゅうだん》されるべきですが、消費者もこの種のダイエットに踊らされないよう十分に注意していただきたいと思います。

77 腎臓病の人は、青汁を飲まないほうがよい？

答え○

ケール（アブラナ科の野菜）や大麦若葉（イネ科の植物）などの緑黄色野菜を、まるごと搾《しぼ》った青汁。

ビタミン、ミネラル、食物繊維、葉緑素といった野菜に含まれる栄養分をそのまま摂取できることから、健康維持や美容上の効果を期待して、長期的かつ毎日飲んでいる方も多いようです。

青汁は野菜のジュースですから、一般的にはお子さんからお年寄りまで誰が飲んでも害はないと考えられます。ただ、腎臓疾患や甲状腺異常を持つ方、「ワーファリン（抗凝固薬）」を服用している方などには、青汁が〝毒〟になることもあるので、注意してください。

腎臓疾患で腎機能が低下すると、カリウムの排泄機能が滞り、血液中のカリウム濃度が高くなりがちです。

カリウムは、体内の余分なナトリウムを排泄したり、エネルギー代謝を促進したりするための重要な成分です。ただ、もともとカリウム濃度が高いところに、カリウムを豊富に含む青汁を飲めば、高カリウム血症に陥る可能性が出てきます。高カリウム血症になると、倦怠感、不整脈、嘔吐《おうと》といった症状が現われます。

また、甲状腺に異常を持つ方は、ケールやキャベツに含まれるイソチオシアネートと呼ばれる辛味《からみ》成分に注意。この成分は、血栓予防やがん細胞の増殖を防ぐ働きがあるとされる半面、甲状腺機能をさらに低下させる危険性が高くなります。

いっぽう、ワーファリンは、血液を凝固させる物質の合成に関与するビタミンKの働きを阻害し、血液凝固を抑制する薬です。そのため、ビタミンKを大量に含む青汁を飲むと、ワーファリンの薬効を損なうことにもなりかねません。

このように、栄養補助食品の青汁にも、思わぬ落とし穴が潜んでいます。もし、あなたがなんらかの病気の治療を受けているなら、青汁を飲む前に主治医の判断を仰ぐようにしてください。

78 ダイエットに効く漢方薬がある？

答え○

「防風通聖散《ぼうふうつうしょうさん》」「防已黄耆湯《ぼういおうぎとう》」でやせる！　ちょっと意外かもしれませんが、これは本当です。しかも、健康保険が適用されます。

日本で認可されているやせ薬（西洋薬）はたった1種類。しかし、おすすめできないと72で説明したので、それなら漢方薬で！　と思う方がいらっしゃるかもしれません。しかし、漢方薬は本来、病気の予防や治療を目的に用いるもの。あくまでも美容目的ではなく、肥満治療のひとつの選択肢として、とらえてください。

漢方では、肥満を未病のひとつとして考えます。したがって、肥満を解消するというより、将来的に肥満が引き起こす可能性が高い脳卒中、心疾患、糖尿病などを未然に防ぐことが目標になります。

防風通聖散は通常、体力・体格ともに充実した卒中《そっちゅう》体質《たいしつ》で肥満した方（実証）の、高血圧にともなう諸症状や便秘の改善を目的に用いられます。ただ、その配合成

「防風通聖散」の肥満症への効果

●体重

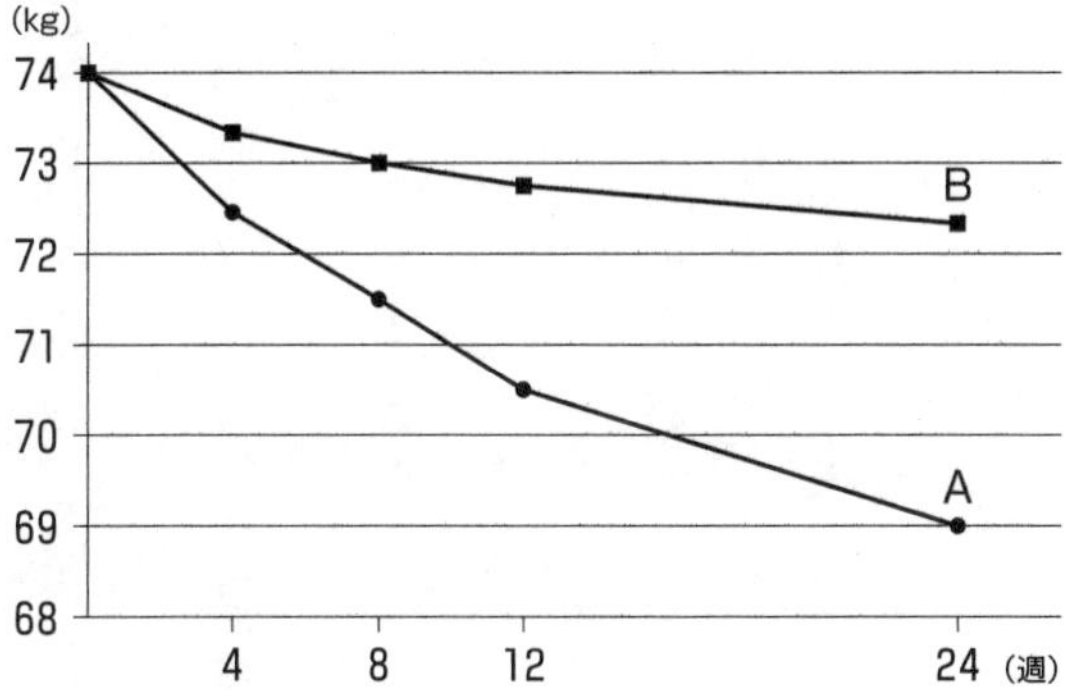

●基礎代謝量

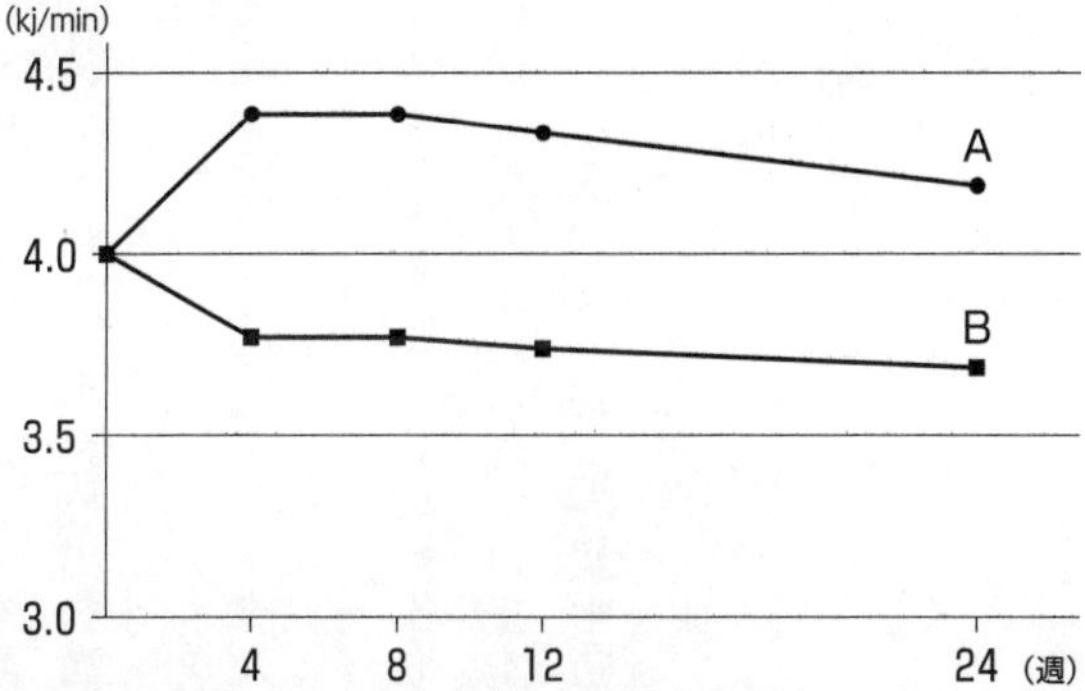

対象／40〜50歳代の肥満女性患者・50名
方法／「防風通聖散」投与グループ(A)と偽薬投与グループ(B)に分け、減量食(1200キロカロリー)と運動(350キロカロリー)とともに、6カ月間の体重と基礎代謝量の変化を測定

(吉田俊秀ほか「医学のあゆみ.2002」より)

分の「麻黄」「甘草」「荆芥《けいがい》」「連翹《れんぎょう》」が、褐色《かっしょく》脂肪細胞（カロリーを熱エネルギーに変え、体外に排出する細胞。ダイエットに有効とされる）の熱放出を高めることが確認されています。

つまり、肥満を改善する効果があるということで、その臨床データ（189ページ）も報告されています。

いっぽう、防已黄耆湯は通常、体力にとぼしく（虚証）、水太りタイプの方の冷えや全身疲労の改善に処方されますが、肥満解消効果も認められています。

日本では、二〇一二年現在、メタボリック・シンドローム（内臓脂肪症候群）の患者さんは1300万人と推計されています。もし、あなたも内臓脂肪に悩んでいるなら、漢方の使用を考慮されてはいかがでしょうか？

ただし、漢方薬を用いても、食事療法や運動療法は必須です。

薬を飲めば安易にやせられるなどと、絶対に思わないようにしてください。薬は、あくまでもあなたの努力を手助けするだけなのですから。

内 服 薬

年　月　日

11章

あのウワサは本当?

1日　回　日分

錠剤	錠	朝	食前
散剤	包	昼 夜	食後
カプセル	個	就寝前	食間

79 お酒に目薬を入れると眠くなる?

答え ×

「お酒に目薬を1滴入れると、眠くなるって本当ですか?」

関西系テレビ番組の出演の際、あるお笑いタレントさんから質問を受けました。答えは当然NO。というより、半分以上はネタでしょうが、このような俗説をいまだに信じているのかと驚かされたものです。

はっきり断言しますが、医療用、一般用医薬品を含めた現在の目薬に、このような作用を持つものはありません。

ではなぜ、このような俗説が生まれたのでしょうか?

じつは「ロートエキス」という成分が配合されていた以前の目薬は、ある程度催眠効果をもたらす可能性がありました。もちろん、どの程度の量のお酒に、目薬を何滴入れると眠くなるかといった科学的な検証はありませんが、この成分の影響で、いままでまことしやかに俗説が言い伝えられてきたのでしょう。

ロートエキスは、ロートという植物の根から抽出した成分で、「スコポラミン」とも言われています。神経を麻痺させたり、幻覚を起こしたりする作用があるため、現在は消化液の分泌抑制薬、鎮痛薬、鎮痙薬《ちんけいやく》の成分に使用されるほか、慢性胃炎、慢性腸炎、痔《じ》などの治療薬としても用いられています。

このロートエキスは、チョウセンアサガオにも含まれています。日本ではじめて全身麻酔による手術を施した江戸末期の外科医華岡青洲《はなおかせいしゅう》が、麻酔薬として用いたことでも知られています。最近は、チョウセンアサガオをハーブとまちがえて誤食して、脱力感、意識混濁《いしきこんだく》、言語障害などの中毒症状を起こす方が多いようです。

このようにロートエキスは、強力な作用を持つ成分ですが、前述したように現在の目薬には配合されていません。ですから、目薬をお酒にいくら入れてもまったく催眠効果はありません。

そして、言うまでもないことですが、目薬はあくまでも点眼薬です。どんな理由があっても内服するべきではありません。

80 ウコンは二日酔いに効く？

答え ×

アルコール好きな方に、人気のあるサプリメントと言えばウコン。

お酒を飲む前に服用すれば、「二日酔い」にならないと左党には信じられているようですが、お酒を飲み過ぎれば、誰でも（個々の差はありますが）二日酔いになるのは当然です。

二日酔いは、肝臓でアルコールが分解される時に合成されるアセトアルデヒドという物質が有力な犯人とされています。

ウコンは、「肝臓の機能を高め、アルコールの分解を促進する」と言われます。しかし、実際にヒトでこれらの効果やアセトアルデヒドを分解することは証明されていません。

また、肝臓のアルコール分解機能が強化されるにしても、長期的に服用しなければこの効果は得られないでしょう。したがって、お酒を飲む前にウコンを飲んだところで、二日酔いを防ぐ即時的な効果は期待できないと思います。

もし、「効いているような気がする」と言う方がいれば、おそらく「プラシーボ効果（偽薬を投与しても、信じ込むことで症状が改善すること）」などでしょう。

しかも、すでに軽い肝障害にかかっている方がウコンを飲むと、悪化したり、自己免疫性肝炎を発症したりするケースが報告されています。厚生労働省などによれば、「薬剤性肝炎を引き起こす原因の４分の１は、健康食品や民間薬による」とされ、ウコンはその原因物質のなかで大きなウエイトを占めています。

では、なぜウコンが薬剤性肝炎を引き起こすのか？　これについては、「秋ウコンに含まれるクルクミンという成分が肝臓によくないのでは」という意見がある半面、「マウス実験では肝障害は起きなかった」（厚生労働省科学研究班）や「ウコンで肝障害は認められない」（日本薬学会）との研究もあり、現状では評価が錯綜《さくそう》しています。

ただ、アルコールを頻繁に飲む方の肝機能は、もともと低下しているケースが多いのも事実。ウコンに頼ってお酒を飲むのは避けたほうがいいでしょう。

81 「養命酒《ようめいしゅ》」は、子どもが飲んではいけない？

答え ×

「女は7の倍数、男は8の倍数の年齢で、体の変化が訪れる」

中国最古の医学書『黄帝内経』は、このように記しています。最近、「養命酒」のテレビCMで頻繁に流されたので、聞き覚えのある方も多いでしょう。

養命酒は、原酒の中に「桂皮」「紅花《こうか》」「杜仲《とちゅう》」など14種類の生薬を浸漬《しんせき》し、約2カ月間かけて浸出・熟成させた薬酒です。「健康飲料」と誤解されている方も多いですが、胃腸虚弱・肉体疲労・食欲不振などの改善を目的とした滋養強壮薬で、れっきとした「医薬品」です。しかも「地黄」「防風」「淫羊藿《いんようかく》」「益母草《やくもそう》」など比較的薬効の強い生薬が配合されているため、第2類医薬品に指定されています。

それでは、養命酒を子どもが飲んでもいいのでしょうか？　薬と言っても〝お酒〟なら、未成年が飲めば法律に触れるのではないか？　こんな疑問が生じます。

結論から言えば、法律上は、未成年が養命酒を飲んでもかまいません。なぜなら、酒、ビール、ウィスキー、焼酎などの致酔《ちすい》を目的とする酒類は「食品衛生法」が適用されますが、養命酒は「薬事法」が適用されるからです。

また、酒税法でも「強壮剤、栄養剤その他の薬剤またはこれらの浸出液を原料の一部としたもの」は、課税対象の例外と分類されています。つまり、養命酒は「酒」であっても、法律上は「薬」なので未成年でも飲めるのです。

ところが、製造元は未成年の服用を推奨していません。私は、子どもの頃に養命酒を親に飲まされたことがあるので、不思議に思い問い合わせたところ、「子どもや未成年者は、栄養を毎日きちんと摂れば、薬用酒に頼らなくても健康を維持できるのでは。以前は8～20歳未満の用法、用量を記載していたが、いまは削除しています」とのことでした。削除した背景には、消費者団体から同社へ、「薬酒であっても、未成年者にアルコールを飲ませることの是非」について問い合わせ（圧力）があったようです。

私も、子どもさんに養命酒をすすめるつもりはありません。ただ、親の判断・管理のもと、子どもに適量飲ませるのであれば、なんら問題はないと思います。

82 せき止め薬で、ハイになる?

答え ○

ある、せき止め薬を多量に飲むと〝ハイ〟になる、とインターネット上で話題になったことがあります。

せき止め薬（錠剤、粉薬）のなかには、エフェドリン、リン酸ジヒドロコデイン、カフェインなどの覚醒・興奮作用を持つ成分が含まれています。これらを服用すると、せきや頭痛が鎮《しず》まるいっぽう、飲み過ぎると眠気や疲労感が取れたり、多幸感を覚えたり、頭が冴《さ》えるといった覚醒作用が現われ、気分が高揚するのです。

そのため、覚醒気分を得たいがために服用する方もいるようですが、覚醒作用を感じるまでには、錠剤なら数十錠も薬を飲まなければなりません。これは、非常に危険です。高揚感が生じる前に、吐き気、倦怠感、頭痛などの重い副作用が出る可能性が高いと思います。

また、液剤のせき止め薬にも、リン酸ジヒドロコデインが配合されているものがあり、4～5本一気に飲むと覚醒感覚が強くなると話題になりました。これも絶対にやめてほしい、まちがった薬の使用法です。

これらの薬は違法薬物とは異なり、薬局やドラッグストアで容易に購入できます。このため乱用につながりやすいわけですが、定められた用法・用量を守らなければ市販薬と言っても、依存症に陥る危険性が高まります。

薬剤師のなかには、このせき止め薬の販売に慎重な方もいらっしゃるようですが、薬剤師の常駐しないドラッグストアなどではどうでしょう？　いくら合法な薬であっても、大量に購入しようとする方がいれば、一声かけてほしいと思います。

言うまでもないことですが、病気を治す薬も、体にとっては〝毒物〟の一面もあります。体内に一度吸収されれば、肝臓が代謝しなければなりません。したがって、どのような薬でも大量に飲めば体に負担がかかります。

このせき止め薬や風邪薬はもちろん、鎮痛薬、胃腸薬なども興味本位で大量に飲むことは、絶対にやめてください。そのツケは、あとから必ず払う事態に陥ります。薬物乱用者には〝馬耳東風《ばじとうふう》〟かもしれませんが、厳《げん》に慎んでほしいと思います。

83 座薬なら胃を悪くしない？

答え ×

「私は胃が弱いので、整形外科の先生に痛み止めの座薬を出してもらいました」

ときおり、このようなことを患者さんから言われることがあります。座薬は直腸から成分が吸収されるので、内服薬のように胃粘膜を荒らすことがないと、患者さんが思っても不思議ではありません。

でも、これはまちがいです。なぜなら、直腸で吸収された薬の成分は、血液に乗って全身を駆け巡り、胃粘膜にも到達するので、薬の副作用は生じます。

実際、鎮痛薬の座薬が原因で胃潰瘍になり、消化管出血で危険な状態に陥った患者さんもいました。

「薬が胃を通過しないため、影響は少ない」などと書かれた健康関連書や雑誌を見かけますが、これらが患者さんに大きな誤解を与えているのではないでしょうか。困ったものです。

では、なぜ薬が胃を荒らすのか？　それはあくまでも成分の問題で、剤型の問題ではありません。ですから、湿布でも胃が荒れることがあります。

現在、鎮痛薬などに多く用いられる「非ステロイド性抗炎症薬（43参照）」は、すぐれた効果を持つ半面、使用者の60％に胃の障害が認められると言われています。

もし胃の調子が悪い時は、服用をやめて比較的副作用の少ないとされる「アセトアミノフェン配合剤」などに切り替えるといいでしょう。これは、患者さんご自身で判断されるのは難しいと思います。市販薬を使用しているなら、薬剤師に相談してください。

病院では鎮痛薬と一緒に胃腸薬を処方するのが一般的です。それでも、胃の調子が悪い場合は、遠慮なく医師に伝えて胃にやさしい薬に変えてもらうといいでしょう。

ただし再三言いますが、どのような薬にも副作用はあります。主作用を最大限に引き出し、副作用を最小限に抑えるためには、用量・用法を守ること。薬を飲む時は十分なご注意を！

84 海外に持参できない薬がある？

答え ○

海外では、渡航先によって、持ち込み禁止の薬や医師の書いた「携行薬剤証明書」や「投薬証明書（必ず英語で、自己使用目的であること、薬品名、数量、医師の氏名・住所・連絡先、医師のサインがあるもの）」が必要な薬もあります。

違法薬物を医薬品に見せかけて持ち込もうとする事件が多発しています。覚醒剤などとまちがわれやすい白い粉薬は避けて錠剤、カプセル剤などにする、なんの薬かわかるように外箱から取り出さずに持っていく、持病がある方は、主治医に相談して処方箋の写しや処方内容がわかる書類を持参する、などを心がけてください。

また、多量の医薬品を持ち込むことを禁止している国もあるので、市販薬などは必要最低限の所持に留めましょう。

もちろん、規制は国によって違います。持ち込み数量の規制も異なるため、事前に相手国の在日大使館などで確認することをおすすめします。

海外持参に注意が必要な薬

医療用麻薬

・癌性疼痛の鎮痛薬
・せき止め
(コデイン・ジヒドロコデインを多量に含むもの)

日本からの持ち出し・持ち込みには、国の発行する許可証が必要。アメリカへの持ち込みは向精神薬と同じ

向精神薬

・ほとんどの精神安定剤・睡眠薬
・てんかんの薬の一部(フェノバルビタールなど)
・食欲抑制剤(サノレックス錠)
・精神賦活薬(コンサータ錠など)

日本からの持ち出し・持ち込みは、規定量以下ならば可。規定量を超える場合は医師の証明書が必要。アメリカへの持ち込みは少量でも税関で申告し、医師の証明書を見せる必要がある

インスリン・インターフェロンなどの注射薬

航空機に持ち込む時は、医師の証明書が必要

それ以外の処方された医薬品

日本からの持ち出し・持ち込みは、1カ月分まで可

市販薬(OTC薬)

日本からの持ち出し・持ち込みは、2カ月分まで可

(山口県薬剤師会「薬の相談室」より)

85 プライベートブランド薬に、安くて薬効も高いものがある？

答え ○

先日、たまたま入った大手ドラッグストアの店頭に、聞いたことのない鎮痛薬が大量に並んでいました。

不思議に思い店員さんにたずねると、「当社のプライベートブランド（ＰＢ）です。○○○○と同じ成分ですが、値段はかなり割安です」とのことでした。

ＰＢとは、大手のドラッグストアなどが、自社で販売するためだけに製薬会社に発注した医薬品です。以前は特許切れの薬を、中小メーカーにＰＢとして作らせることが多く、〝市販薬のジェネリック〟と言われたこともありました。

ただ、最近は、大手メーカーのブランド名（ナショナルブランド＝ＮＢ）をそのまま冠《かん》し、発売元だけをドラッグストア名に変えた商品も多くなっています。しかも、ＮＢ製品よりすぐれた薬もあるそうで、それを安く売るのですから消費者の購買意欲は刺激されます。

市販薬のＰＢ化は、大手ドラッグストアだけにとどまりません。

二〇〇九年の薬事法の改正により、コンビニエンスストアでも一般用医薬品が取り扱えるようになりました。これを背景に、セブン‐イレブンのグループ各社が共同で、「ドラッグストアの運営、ＰＢ薬品の企画開発」などを目的に新会社を設立したことは、記憶に新しいところです。

ＰＢブランドが増加すれば、消費者は、ＮＢ製品よりすぐれた薬を安く購入できる可能性が高まります。

いっぽう、臨床現場で医療用医薬品のジェネリック化が進められていることを踏まえれば、今後は処方薬、市販薬にかかわらず、患者さん（消費者）が「価格と薬効などを判断し、自分の欲しい薬を選ぶ」という動きが一段と強まることになるでしょう。

厚生労働省がここまで想定していたのかどうかわかりませんが、薬事法の改正後の一連の流れは、今後、ますます強くなっていくと思われます。

86 全国のご当地薬が次々に姿を消している？

答え ○

「伝承薬《でんしょうやく》」という薬をご存知ですか？

日本各地に昔から伝えられてきた薬で、なかには飛鳥・奈良時代から続く薬もあります。その多くは生薬を原料とし、古くから人々の暮らしのなかに深く根づいてきたものです。

たとえば、「百草《ひゃくそう》（関東／健胃薬）」「蛇羅尼助《だらにすけ》（関西／健胃薬）」「後藤散《ごとうさん》（九州／風邪薬）」「がめ煉薬《ねりやく》（北陸／滋養強壮）」「敬震丹《けいしんたん》（四国／強心剤）」などは、その土地の中小の製薬会社が作るご当地薬（多くは第2類医薬品）ですが、長く伝承され、人々の支持を得てきただけに名薬と言われています。

また、メジャーなところでは、「宇津救命丸《うづきゅうめいがん》」「養命酒」「太田胃酸」「浅田飴」「仁丹《じんたん》」なども伝承薬に含まれます。

ところが、医薬品製造規格の国際化が進み、バリデーション（医薬品の製造や品質管理に必要な設備・手順・工程を検証し、期待される結果を文書化すること）が義務づけられたことや、大手ドラッグストアの進出により販売形態が大きく変化したこと、さらに新薬の台頭による製造元の廃業、薬事法改正により、第1～2類医薬品の電話やインターネット販売が原則的に禁止されたこと（伝承薬は2年間販売可能）などから大打撃を受けました。

全国伝統薬連絡協議会によると、尾張《おわり》（愛知県）の名薬として名高い「万金膏《まんきんこう》」や近江《おうみ》（滋賀県）の「和中散《わちゆうさん》」ほか、消失する薬があとを絶たず、今後蘇《よみがえ》ることはないそうです。

私はふだん、新薬や漢方を扱っているので、伝承薬について詳しく知っているわけではありません。ただ、これらの薬を長らく愛飲してきた方も多いことでしょう。

時代の流れとはいえ、このまま土地の名薬、ひいては日本の家伝薬や伝承薬文化が消えていくのは残念です。読者のみなさんはどのように思われますか？

87 栄養ドリンクは高価なほうが効く？

答え ×

「ファイトー、一発！」といった、テレビCMがさかんに流される栄養ドリンク。最近はコンビニエンスストアでも売られるようになり、いまや、学習塾帰りの中学生や高校生が「栄養補給」「疲れぎみだから」などと言っては、飲んでいるとのことです。これは、薬局やドラッグストアでしか買えなかった一般用医薬品の一部が、一九九九年に規制緩和され、スーパーやコンビニエンスストアでも買えるようになった影響でしょう。

栄養ドリンクは、ビタミン、カフェイン、タウリンなどを含有するシンプルなものと、そこに生薬やアルコールなどをプラスしたものなどさまざまな種類があります。

糖分も多めに含まれており、肥満、血糖値の病的上昇に気をつけましょう。また、カフェインの副作用である動悸、不眠などが生じやすくなります。くれぐれも飲み過ぎには注意してください。

さて、「栄養ドリンクは高いものほど効く」と言われますが、これは本当でしょうか？

高価な栄養ドリンクを調べてみると、プロポリスなどの食品や、多種の生薬を含むのが特徴です。しかし有効成分の量は、それぞれ少量ずつしか含まれていません。毎日飲めば、ある程度の効能が発揮されるかもしれませんが、時々飲むのであれば、その効果がすぐに得られるという確たる証拠はありません。

高いものほど効くと言う方は、高価＝薬効が高いという一種のプラシーボ効果や思い込みが強いのではないでしょうか。

栄養ドリンクの多くは「医薬部外品」や「指定医薬部外品」で、薬ではありません（かつては医薬品だったものもあります）。

これらは、「医薬品」よりも効きめが穏やかで、副作用が軽いなど、安全性が高いものと定義づけられています。眠気が取れる、体が温かくなるといった即効性は、おもにカフェイン、アルコール、糖分による効果と考えられます。

88 トクホの効能ははっきりしない？

答え ×

「健康食品なんて眉唾《まゆつば》にきまっている。『トクホ』だってそうでしょう？」

患者さんのなかには、このように信じている方が少なくありません。

たしかに、怪《あや》しげな健康食品が数多く出回っているようです。しかし、トクホはそれらとは異なります。

二〇〇一年四月、「保健機能食品制度」が施行され、消費者が正しい情報のもと、自分で判断して摂取できるように、健康食品の表示基準が定められました。この制度では、体調を調節する機能を持つ「保健機能食品」を「特定保健用食品（トクホ）」と「栄養機能食品」のふたつに分けました。

消費者庁（二〇〇九年に厚生労働省から移管）から、トクホ表示の許可を受けるためには、体調を調節する機能を持つ成分を加工した食品であり、効果や安全性が動物やヒトへの試験で科学的に証明されていることなどが、おもな条件となります。

トクホで認められた効果

表示内容	保健機能成分（関与成分）
お腹の調子を整える食品	イソマルトオリゴ糖、ガラクトオリゴ糖、ポリデキストロース、キシロオリゴ糖、グアーガム分解物、サイリウム種皮、ビール酵母由来の食物繊維、フラクトオリゴ糖、ポリデキストロース、ラクチュロース、寒天由来の食物繊維、小麦ふすま、大豆オリゴ糖、低分子化アルギン酸ナトリウム、難消化性デキストリン、乳果オリゴ糖、ビフィズス菌、乳酸菌など
血圧が高めの方に適する食品	カゼインドデカペプチド、かつお節オリゴペプチド、サーデンペプチド、ラクトトリペプチド、杜仲葉配糖体
コレステロールが高めの方に適する食品	キトサン、サイリウム種皮由来の食物繊維、リン脂質結合大豆ペプチド、植物スタノールエステル、植物ステロール、低分子化アルギン酸ナトリウム、大豆たんぱく質
血糖値が気になる方に適する食品	L-アラビノース、グァバ葉ポリフェノール、難消化性デキストリン、小麦アルブミン、豆鼓エキス
ミネラルの吸収を助ける食品	CCM（クエン酸リンゴ酸カルシウム）、CPP（カゼインホスホペプチド）、フラクトオリゴ糖、ヘム鉄
食後の血中の中性脂肪を抑える食品	ジアシルグリセロール、グロビン蛋白分解物
虫歯の原因になりにくい食品	マルチトール、パラチノース、茶ポリフェノール、還元パラチノース、エリスリトール
歯の健康維持に役立つ食品	カゼインホスホペプチド－非結晶リン酸カルシウム複合体、キシリトール、マルチトール、リン酸水素カルシウム、フクロノリ抽出物（フノラン）、還元パラチノース、第二リン酸カルシウム
体脂肪がつきにくい食品	ジアシルグリセロール、ジアシルグリセロール植物性ステロール（β-シトステロール）
骨の健康が気になる方に適する食品	大豆イソフラボン、乳塩基性タンパク質

※上記表示と同じ保健機能成分（関与成分）を含んでいる食品でも、配合割合や他成分との相互作用などにより、トクホとまったく同じ働きをするとは限らない

（東京都福祉保健局「食品衛生の窓」より）

つまり、安全性評価試験として、ラットなどの動物を用いた毒性試験や過剰摂取した場合の影響を調査し、さらに有効性評価試験として、実際にヒトでの効果を評価しています。そのうえで、効果と安全性が確認された食品のみが、トクホ申請の対象となるのです。そして、消費者庁の許可証票（マーク）が必ず表示されています。

いっぽう、栄養機能食品は、トクホとは違い、とくに国の許可を受けている食品ではありません。ビタミン、ミネラルなどの国が定めた栄養成分を一定基準の範囲で含んでいれば、製造業者等が各々の責任で、その栄養成分の機能を表示することができます。

トクホは、二〇一一年十月現在、９６９商品あり（消費者庁）、そのおもな保健機能成分は211ページの表のとおりです。

このように、トクホには、おなかに脂肪がつきやすい人や、血圧、血糖値、中性脂肪値、コレステロール値などが高めな人にとっては、生活習慣病予防の有力なツールとなる可能性があります。

しかし、生活習慣病予防の基本は、あくまでも正しい食生活と適度な運動です。生活習慣をまったく変えずにトクホを摂取しても、その効果は得られにくいので、くれぐれも注意してください。

また、トクホに表示されている「一日摂取目安量」を守ることも忘れないでください。トクホは、ふつうの食品と比べて体に作用する機能が高いので、過剰に摂取すれば、その作用が強く現われる危険性があるからです。

トクホは、医薬品のように病気の治療のために使用するものではなく、健康が気になる方を対象にした食品です。しかし、医薬品に類似したメカニズムを持つものもあり、医師による治療を受けている人がトクホを希望する場合には、必ず主治医に相談してください。

●強心薬＋ひじき、寒天＝×

ひじきや寒天などに含まれる繊維質は、コレステロールの吸収を抑制するが、強心薬(「ジギトキシン」など)の吸収を低下させるという側面もある。

●「ワーファリン」＋ほうれん草、納豆＝×

ほうれん草などの緑黄色野菜や納豆に含まれるビタミンKは、抗凝固薬「ワーファリン」の作用を弱め、効果を低下させる。

●抗凝固薬＋栄養ドリンク＝△

抗凝固薬(「ワーファリン」など)はアルコールと相性が悪く、肝臓での代謝が抑制され、効き過ぎることがある。栄養ドリンクにもアルコールを含むものが多く、注意が必要。

●結核治療薬＋サンマ、イワシ、サバなど青魚＝△

不飽和脂肪酸の多い青魚は、動脈硬化の予防効果が高いが、ヒスチジンという物質を含有するため、結核治療薬(「イソニアジド」など)の代謝を阻害することがある。

●結核治療薬、抗うつ薬＋チーズ＝×

チーズには昇圧物質(チラミン)が含まれる。この物質は、結核治療薬(「イソニアジド」など)や抗うつ薬(「塩酸アミトリプチリン」など)と相互作用を起こすおそれがある。

●飲む水虫薬＋バター＝×

爪《つめ》水虫《みずむし》などに処方される飲む水虫薬(「グリセオフルビン」など)は脂溶性のため、バターなどと一緒に摂ると体内吸収性が高まる。そして吐き気、頭痛などの相互作用を起こす。

【付録①】薬と食物の飲み合わせ

●解熱鎮痛薬＋キャベツ＝×

アセトアミノフェンを含む解熱鎮痛薬とキャベツを一緒に摂ると、キャベツに含まれる成分がアセトアミノフェンの代謝を阻害。早めに体外排出するので薬効が薄れる。

●「アスピリン」＋レモン、オレンジなど＝×

「アスピリン」とビタミンＣとを一緒に摂ると、貧血や出血性歯肉炎などの壊《かい》血《けつ》病《びょう》の症状を起こすことがある。

●抗生物質＋牛乳＝×

牛乳は抗生物質（「塩酸テトラサイクリン」など）の薬効を低下させることがある。また、便秘用の大腸刺激性下剤（「ビサコジル」など）を牛乳で飲むと、薬効が薄れることもある。

●ぜんそく治療薬＋ココア＝×

ココア原料のカカオに含まれるテオブロミンは、ぜんそく治療薬に配合されるテオフィリンと同様の働きを持つ。同時に摂ると、相乗効果により頭痛、不眠が起こる可能性も。

●降圧薬＋漬物など塩分多めの食品＝×

降圧薬「ＡＣＥ阻害薬」「ＡＲＢ」は、塩分を多めに摂ると、効果が減弱する。

●血糖降下薬＋カレー＝×

スルホニル尿素系の血糖降下薬とカレーを一緒に摂ると、薬効が強くなることがある。カレーに含まれる香辛料が主成分（クロルプロパミド）の作用を高めるため。

●糖尿病治療薬＋鼻炎薬＝×

インスリンと鼻炎薬に含まれる交感神経刺激成分(塩酸フェニルプロパノールアミン)は相性が悪い。インスリン注射などを用いても、血糖が下がらないことがある。

●花粉症治療薬＋睡眠薬＝×

くしゃみや鼻水を抑える抗ヒスタミン薬と睡眠薬を併用すると効果が相乗して、過剰な眠気、ふらつきが現われることがある。

●禁煙補助剤＋降圧薬＝×

禁煙補助剤に含まれるニコチンは、末梢血管を収縮させて血圧を上げる。そのうえ、降圧薬(「β《ベータ》ブロッカー剤」など)の代謝を促進し、薬の効きめを弱くすることがある。

●漢方薬＋抗生物質＝△

漢方薬はおもに腸で吸収される。抗生物質は腸内細菌叢《さいきんそう》にダメージを与えるので、併用は避けるべきと考えられる。ただし、併用で漢方薬の効果が減弱したというデータはない。

●「葛根湯《かつこんとう》」＋「アスピリン」＝×

「葛根湯」に含まれる麻黄の効能(身体を温め汗を出す)を「アスピリン」が打ち消す可能性があり、安易な併用は避ける。

●「葛根湯」＋強心薬(カテコールアミン系)＝×

「葛根湯」に含まれるエフェドリンの作用をカテコールアミン系の強心薬が増強し、動悸《どうき》、頻脈《ひんみゃく》、高血圧などの副作用をもたらすことがある。両者の併用は危険。

【付録②】薬どうしの飲み合わせ

●風邪薬＋胃腸薬＝○

「風邪薬と胃腸薬の併用を避けるべき」は俗説。たとえば、解熱鎮痛成分の多くは胃壁を荒らしやすいが、胃腸薬(制酸剤)を併用すれば、胃壁を効果的に保護する。

●風邪薬＋漢方薬＝△

麻黄《まおう》から検出されるエフェドリンは、西洋薬のせき止めにも配合される。したがって、併用すると過剰摂取をきたす可能性も。ただ、成分が重ならなければ問題はない。

●痛み止め薬＋抗生物質＝×

抗生物質(ニューキノロン系抗菌薬)は、痛み止め薬と併用すると、血液内でその成分濃度が高まり、危険。

●胃腸薬＋抗生物質＝△

胃腸薬のケイ酸アルミニウムなどの成分が、抗生物質(塩酸テトラサイクリン系)の体内吸収を弱めることがある。

●胃腸薬＋抗不整脈薬＝×

「H_2ブロッカー」は、抗不整脈薬に含まれる硫酸キニジンの代謝・排泄を遅らせ、徐脈などの副作用を起こすことがある。

●下痢止め薬＋胃腸薬(制酸剤)＝△

一緒に飲むと、胃腸薬(成分にケイ酸アルミニウムを含む)が下痢止め薬(「塩酸ロペラミド」など)を吸収、働きを低下させるおそれがある。両者を飲む時は、少し時間をおく。

●抗うつ薬＋せき止め薬＝×

三環系抗うつ薬に含まれる塩酸アミトリプチリンは、中枢神経の働きを抑制する。同様の働きを持つせき止め薬(「リン酸ジヒドロコデイン」など)は一緒に飲むと危険。

参考文献

『最新医学常識99』池谷敏郎・著（祥伝社黄金文庫）
『知っておきたいくすりのQ&A』全日本民医連・編（新日本出版社）
『老いを遅らせる薬』石浦章一・著（PHP新書）
『意外と知らなかった薬の常識』柳川忠二・監修（宝島社）
『日本人だけ騙される「健康・ダイエット」の落とし穴』（宝島社）
『薬の常識はウソだらけ』三好基晴・著（廣済堂出版 健康人新書）
『知ってるようで知らなかった薬の飲み方』太田政孝・著（データハウス）
『薬剤師があなただけにソッと教える薬の裏話』加藤三千尋・著（マイクロマガジン社）
『丸ごとわかる薬の常識Q&A』檜山幸孝、山本葉子・著（小学館）
『身近なOTC薬で健康は自分で守る！』日本OTC医薬品協会・監修（角川SSC）
『身近なクスリの効くしくみ』枝川義邦・著（技術評論社）
『最新漢方実用全書』丁宗鐵・著（池田書店）
『漢方医薬学雑誌』二〇〇六年Vol.14 No.3～二〇一〇年Vol.18 No.3（臨床情報センター）

『Ｍｙ　Ｄｏｃｔｏｒ　心身症』久保千春・監修（毎日新聞社）
『毎日ムック　怖い新型頭痛　脳過敏症候群』清水俊彦・監修（毎日新聞社）
『毎日ムック　不眠・快眠』井上雄一・監修（毎日新聞社）
『薬と食べ物飲み合わせ事典』永川祐三・著（主婦と生活社）
『まぜるな危険！薬と食品の食べ合わせガイド』山本弘人・著（ダイヤモンド社）

ｗｅｂ資料

『政府広報オンライン』
http://www.gov-online.go.jp/useful/article/200902/3.html
『厚生労働省ホームページ』（厚生労働省）
http://www.mhlw.go.jp/bunya/iyakuhin/ippanyou/index.html
『医薬品・医療機器等安全性情報』（厚生労働省）
http://www1.mhlw.go.jp/kinkyu/iyaku_j/iyaku_j/anzenseijyouhou.html

本書は祥伝社黄金文庫のために書下ろされた。

一〇〇字書評

切り取り線

購買動機（新聞、雑誌名を記入するか、あるいは○をつけてください）	
□（　　　　　　　）の広告を見て	
□（　　　　　　　）の書評を見て	
□ 知人のすすめで	□ タイトルに惹かれて
□ カバーがよかったから	□ 内容が面白そうだから
□ 好きな作家だから	□ 好きな分野の本だから

●最近、最も感銘を受けた作品名をお書きください

●あなたのお好きな作家名をお書きください

●その他、ご要望がありましたらお書きください

住所	〒				
氏名		職業		年齢	
新刊情報等のパソコンメール配信を 希望する・しない	Eメール	※携帯には配信できません			

あなたにお願い

この本の感想を、編集部までお寄せいただけたらありがたく存じます。今後の企画の参考にさせていただきます。Eメールでも結構です。

いただいた「一〇〇字書評」は、新聞・雑誌等に紹介させていただくことがあります。その場合はお礼として特製図書カードを差し上げます。

前ページの原稿用紙に書評をお書きの上、切り取り、左記までお送り下さい。宛先の住所は不要です。

なお、ご記入いただいたお名前、ご住所等は、書評紹介の事前了解、謝礼のお届けのためだけに利用し、そのほかの目的のために利用することはありません。

〒一〇一－八七〇一
祥伝社黄金文庫編集長　吉田浩行
☎〇三（三二六五）二〇八四
ohgon@shodensha.co.jp

祥伝社ホームページの「ブックレビュー」からも、書けるようになりました。
http://www.shodensha.co.jp/bookreview/

祥伝社黄金文庫

知《し》らずに飲《の》んでる　最新《さいしん》「薬《くすり》」常識《じょうしき》88

平成24年2月20日　初版第1刷発行

著　者　池谷敏郎《いけたにとしろう》

発行者　竹内和芳

発行所　祥伝社《しょうでんしゃ》

〒101－8701

東京都千代田区神田神保町3－3

電話　03（3265）2084（編集部）

電話　03（3265）2081（販売部）

電話　03（3265）3622（業務部）

http://www.shodensha.co.jp/

印刷所　堀内印刷

製本所　ナショナル製本

 ISBN978-4-396-31566-5 C0147